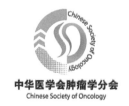

中华医学会肿瘤学分会
Chinese Society of Oncology

国家卫生健康委员会
中国结直肠癌诊疗规范

2023 版

国家卫生健康委员会医政司
中华医学会肿瘤学分会 组织编写

顾 晋 汪建平 主编

U0343617

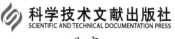

科学技术文献出版社
SCIENTIFIC AND TECHNICAL DOCUMENTATION PRESS
·北京·

图书在版编目（CIP）数据

国家卫生健康委员会中国结直肠癌诊疗规范：2023版/国家卫生健康委员会医政司，中华医学会肿瘤学分会组织编写；顾晋，汪建平主编.—北京：科学技术文献出版社，2023.4（2024.8重印）

ISBN 978-7-5235-0141-2

Ⅰ.①国…　Ⅱ.①国…　②中…　③顾…　④汪…　Ⅲ.①结肠癌—诊疗—规范②直肠癌—诊疗—规范　Ⅳ.① R735.3-65

中国国家版本馆 CIP 数据核字（2023）第 058805 号

国家卫生健康委员会中国结直肠癌诊疗规范：2023 版

策划编辑：帅莎莎　责任编辑：帅莎莎　责任校对：王瑞瑞　责任出版：张志平

出　版　者	科学技术文献出版社
地　　　址	北京市复兴路15号　邮编　100038
编　务　部	（010）58882938，58882087（传真）
发　行　部	（010）58882868，58882870（传真）
邮　购　部	（010）58882873
官 方 网 址	www.stdp.com.cn
发　行　者	科学技术文献出版社发行　全国各地新华书店经销
印　刷　者	北京虎彩文化传播有限公司
版　　　次	2023 年 4 月第 1 版　2024 年 8 月第 2 次印刷
开　　　本	880×1230　1/32
字　　　数	62千
印　　　张	3.375
书　　　号	ISBN 978-7-5235-0141-2
定　　　价	36.80元

国家卫生健康委员会
中国结直肠癌诊疗规范：2023版
专家组名单

总顾问 孙 燕

顾 问 郑 树 万德森

组 长 顾 晋 汪建平

外科组（按姓氏笔画为序）

组 长 王锡山 汪建平 张苏展 顾 晋 蔡三军

组 员 丁克峰 王自强 王贵玉 王贵英 王振宁 孔大陆
叶颖江 兰 平 许剑民 肖 毅 张忠涛 陈 功
房学东 赵 任 贾宝庆 徐忠法 裴海平 潘志忠
燕 锦

秘 书 刘 骞 练 磊 彭亦凡

内科组（按姓氏笔画为序）

组 长 李 进 沈 琳 徐瑞华

组 员 巴 一 邓艳红 白 莉 白春梅 刘天舒 刘云鹏
李 健 张艳桥 周爱萍 袁 瑛 袁响林 徐建明
陶 敏 潘宏铭

秘 书 王 峰 王晰程

放疗组（按姓氏笔画为序）

组　长　金　晶　章　真

组　员　王仁本　王维虎　朱　远　朱　莉　刘士新　李永恒
　　　　　吴君心　张红雁　岳金波　高远红

秘　书　夏　凡　唐　源

病理组（按姓氏笔画为序）

组　长　梁智勇

组　员　孙　燕　邹霜梅　金木兰　盛伟琪　梁　莉　薛卫成

秘　书　周炜洵

影像组（按姓氏笔画为序）

组　长　孙应实

组　员　于　韬　王　屹　张晓燕　周智洋　董江宁

秘　书　王　娟　孙瑞佳

秘书组（按姓氏笔画为序）

组　长　王晰程　刘　骞　彭亦凡

组　员　王　峰　王　娟　孙瑞佳　周炜洵　练　磊　夏　凡
　　　　　唐　源

目　录

一、概述

我国结直肠癌（colorectal cancer，CRC）的发病率和死亡率均保持上升趋势。2020中国癌症统计报告显示：我国结直肠癌发病率和死亡率在全部恶性肿瘤中分别位居第二和第五，其中2020年新发病例55.5万，死亡病例28.6万[1]。其中，城市远高于农村，且结肠癌的发病率上升显著。多数患者在确诊时已属于中晚期。

结直肠癌筛查可使结直肠癌的发病率和死亡率下降。我国在天津、上海、浙江和广州等地由政府组织的全人群结直肠癌筛查结果也证明了结直肠癌筛查的效益。目前推荐的结直肠癌筛查方案主要是危险度评估和粪便潜血，若为阳性，再进行结肠镜检查。近年来粪便DNA检测可以进一步提高结直肠癌粪便初筛的效益[2]。国外的经验还表明在医疗资源较为发达的地区直接应用3～5年1次的结肠镜检查也可以取得较好的筛查效果[3]。

结直肠癌诊疗过程可能涉及手术、化疗、放疗、影像学评估、病理学评估和内窥镜等诊疗手段。研究表明，多学科综合治疗（muti-disciplinary team，MDT）的模式可改善结直肠癌诊疗水平。为进一步规范我国结直肠癌诊疗行为，提高医疗机构结直肠癌诊疗水平，改善结直肠癌患者预后，保障医疗质量和医疗安全，特制定本规范。

二、诊断

（一）临床表现

早期结直肠癌可无明显症状，病情发展到一定程度可出现下列症状：

1. 排便习惯改变。
2. 大便性状改变（变细、血便、黏液便等）。
3. 腹痛或腹部不适。
4. 腹部肿块。
5. 肠梗阻相关症状。
6. 全身症状：如贫血、消瘦、乏力、低热等，晚期可以出现腰骶部疼痛、黄疸、腹水等。

（二）疾病史和家族史

1. 结直肠癌发病可能与以下疾病相关：溃疡性结肠炎、结直肠息肉、结直肠腺瘤、克罗恩病（Crohn's disease）、血吸虫病等，应详细询问患者相关病史。

2. 遗传性结直肠癌发病率约占结直肠癌总体发病率的 6% 左右，应详细询问患者相关家族史[4]，如林奇综合征（Lynch syndrome，LS）、家族性腺瘤性息肉病（familial adenomatous polyposis，FAP）等。

（三）体格检查

1. 一般状况评价、营养状况评价、全身浅表淋巴结特别是腹股沟及锁骨上淋巴结的情况。

2. 腹部视诊和触诊，检查有无腹部隆起、肠型、肠蠕动波，腹部是否可触及肿块；腹部叩诊及听诊检查了解有无移动性浊音及肠鸣音异常。

3. 直肠指检：对疑似结直肠癌者必须常规做直肠指检。患者一般采取膝胸位或左侧屈膝位，详细记录直肠肿瘤大小、形状、质地、占据的时针方位、占肠壁周径的范围、基底部活动度、肿瘤下缘距肛缘及齿状线的距离、肿瘤向肠外浸润状况、与周围脏器的关系及有无盆底种植等，同时观察有无指套血染。

4. 三合诊：对于女性直肠癌患者，怀疑肿瘤侵犯阴道壁者，推荐行三合诊，了解肿块与阴道后壁关系。

（四）实验室检查

1. 血常规：了解有无贫血。

2. 尿常规：观察有无红细胞、白细胞及细菌计数，结合影像学检查了解肿瘤是否侵犯泌尿系统。

3. 大便常规：注意有无红细胞、白细胞。

4. 粪便隐血试验：针对消化道少量出血的诊断有重要价值。

5. 生化、电解质及肝肾功能等。

6. 结直肠癌患者在诊断时、治疗前、评价疗效和随访时，必须检测外周血 CEA、CA19-9；有肝转移患者建议检测 AFP；疑有腹膜、卵巢转移患者建议检测 CA125。

（五）内窥镜检查

所有疑似结直肠癌患者均推荐全结肠镜检查，但以下情况除外：

1. 一般状况不佳，难以耐受。

2. 急性腹膜炎、肠穿孔、腹腔内广泛粘连。

3. 肛周或严重肠道感染。

内窥镜检查报告必须包括：进镜深度、肿物大小、距肛缘位置、形态、局部浸润的范围及有无肠腔狭窄，对可疑病变必须行病理学活体组织检查。

由于结肠肠管在检查时可能出现皱缩，因此内窥镜所见肿物远侧与肛缘的距离可能存在误差，建议结合 CT、MRI 或钡剂灌肠明确病灶部位。

（六）影像学检查

1. 常用检查方法

（1）CT 检查

1）前处置及图像重建方法：CT 平扫及增强扫描，在临床允许的情况下推荐清洁结肠后，让患者饮含有 2.5% 甘露醇水 2000 mL 充盈肠道[5]；不常规推荐注射东莨菪碱或山莨菪碱抑制肠道蠕动；推荐包含轴位、矢状位、冠状位及多角度重建。

2）推荐 CT 用于诊断和鉴别诊断结肠癌，判断结肠癌临床分期和直肠癌远处转移，评价结直肠癌新辅助或转化治疗效果及随访筛查局部复发和远处转移。

①推荐 CT 增强扫描判断结肠癌临床分期（cTNM）和直肠癌非区域淋巴结转移及远处转移（cM）；推荐胸部 CT 平扫判断结直肠癌肺转移[6]；推荐 CT 增强扫描在随访中判断结直肠癌局部复发、淋巴结转移和远处转移；

②推荐 CT 增强扫描评价结肠癌原发灶及结直肠癌转移瘤新辅助治疗或转化治疗效果。

③存在 MRI 检查禁忌证患者，推荐 CT 增强扫描判断直肠癌 cTNM 分期，但 CT 判断壁外血管侵犯（extramural vascular invasion，EMVI）、潜在环周切缘（circumferential resection margin，CRM）及低位直肠周围肛管复合体价值有限。

④推荐 CT 增强扫描判断内窥镜所示黏膜下肠壁内或外在压迫性病变性质；推荐 CT 增强扫描鉴别诊断与结直肠癌相似肿瘤及肿瘤样病变，如淋巴瘤、胃肠间质瘤、转移瘤及炎性假瘤等。

（2）MRI 检查

1）MRI 检查前处置：建议盆腔 MRI 扫描前排空肠道，不常规推荐过度充盈直肠，不常规推荐注射东莨菪碱或山莨菪碱抑制肠道蠕动。

2）MRI 推荐成像方案：非脂肪抑制、高分辨率 T_2 加权相，包括矢状位、垂直于肿瘤轴和平行于肿瘤轴的斜位成像；扩散加权成像（diffusion weighted imaging，DWI）轴位成像；可增加包括矢状位、冠状位及轴位增强扫描成像。

3）推荐盆腔 MRI 判断直肠癌 cTNM 分期；推荐上腹 MRI 诊断肝脏转移瘤；评价直肠癌原发灶及肝脏转移瘤新辅助或转化治疗效果，以及随访筛查局部复发[5, 7]。

①推荐盆腔 MRI 判断直肠癌手术前、新辅助治疗或转化治疗前 cTNM 分期，侧方淋巴结转移，EMVI 和潜在 CRM 状况[7-8]；推荐盆腔 MRI 评价新辅助治疗或转化治疗效果[9-10]；推荐盆腔 MRI 平扫及增强扫描判断 CT 不能确诊的直肠癌的局部复发。

②CT 增强扫描不能确定诊断时，或新辅助治疗、转化治疗后肝脏转移瘤于 CT 增强扫描不可见时[11]，推荐上腹 MRI 平扫及增强扫描或必要时行肝细胞特异性对比剂（如 Gd-EOB-DTPA）增强 MRI 作为进一步诊断方法[12]。

③CT 增强扫描不能确诊与直肠癌相似肿瘤及肿瘤样病变，推荐 MRI 平扫及增强扫描进一步诊断。

（3）超声检查

首先推荐直肠内置超声判断 T_2 及以下直肠癌肿瘤分期[13]，仍推荐 CT 和 MRI 诊断淋巴结转移（cN）和远处转移（cM）。

新辅助治疗或转化治疗后，肝脏转移瘤于 CT 或 MRI 增强扫描中未见显示，推荐术前或术中行超声造影检查协助诊断转移瘤[14]。

（4）PET/CT 检查

^{18}F-FDG PET/CT 可推荐为结直肠癌临床分期及评价治疗效果的备选方法，^{18}F-FDG PET/CT 有助于发现或确定其他影像方法漏诊或疑诊的远处转移病灶[12, 15]。

（5）X 线检查

气钡双重 X 线造影不再推荐作为结直肠癌常规检查方法。

2. 特殊类型患者影像检查策略

（1）直肠癌新辅助化疗后 MRI 扫描方案

直肠癌患者新辅助化疗后最先的变化体现在肿瘤细胞密度减低而不是肿瘤体积的缩小。因此应首先突出 DWI、IVIM-DWI 等功能成像的作用。此外，增强序列能有效鉴别直肠癌放化疗后肿瘤组织的炎性反应、纤维化及囊变坏死，可以清晰显示肿瘤实性成分范围。

（2）其他肿瘤样病变扫描方案

结直肠神经内分泌肿瘤，在 DWI 和（或）IVIM-DWI 序列能更准确地反映肿瘤的细胞密度与微循环灌注情况；结直肠黏液腺癌推荐使用 T_2WI 脂肪抑制序列及增强序列，能有效显示瘤体内黏液湖；肛管癌推荐使用小 FOV 高分辨斜横轴位 T_2WI 序列，能高清显示肛管癌的浸润深度及肛管癌与肛门括约肌复合体的关系。DWI、IVIM-DWI 联合常规 T_2WI 序列能在早期有效评估直肠癌新辅助化疗的疗效，更准确地识别新辅助治疗后的完全缓解。

3. 术后随访的影像学方法推荐

术后定期影像学检查在癌症监测中起着重要的作用，常规建议在切除后的前 5 年每年进行胸部、腹部和盆腔 CT 扫描[16]。对于直肠癌术后患者，有条件者优先选择直肠 MRI 随访[17-18]；结直肠癌术后初次复发率约 40%，且大多数会在 3 年内出现[19]，其中，盆腔局部复发性结直肠癌又

可细分为吻合口 / 会阴部复发型、前部复发型、后部复发型及侧方复发型，通过盆腔 CT/MRI 确定以上复发分型可以帮助评估盆腔结构受侵情况、评估再次手术的可行性及帮助指导手术方式 [20-22]；对于某些临床、结肠镜和 (或) 实验室检查怀疑疾病复发但既往影像学检查结果不明确或正常的患者，仍可能需要 PET-CT 和 (或)MRI 检查 [23]。

4. 直肠癌临床关键问题的影像学评价：超低位直肠癌的 MRI 扫描及诊断

肿瘤下缘距齿状线小于 2 cm 或距肛缘小于 5 cm 的直肠癌为超低位直肠癌 [24]。MRI 扫描时应进行与肛管平行的高分辨率 T_2WI 斜冠状成像，以评估肿瘤与括约肌复合体的关系 [25]。MRI 适合评估远端全直肠系膜切除术（total mesorectal excision，TME）平面安全性。在超低位直肠癌的分期中，肛门直肠环上方使用的 T1-T4 分期系统是不够的，应基于肿瘤的径向范围和括约肌间平面的安全性进行评估来指导手术计划。关于超低位直肠癌的分期诊断，目前有 MERCURY Ⅱ 研究提出的 "1 ～ 4 级" 分期系统 [26]，另还有研究提出肛管侵犯深度 [27-28] 亦可用于评价。截至目前，使用何种评价或分期系统尚未达成共识。相当多的影像与外科医生认为使用清晰的语言描述肿瘤与内括约肌、括约肌间隙和外括约肌之间的关系，便于明确传达重要的信息 [29]。M 分期和 EMVI 的诊断参考中上段直肠癌。

5. 推荐使用直肠癌 MRI 结构式报告，报告模板见表 1。

6. 可使用结肠癌 CT 结构式报告，报告模板见表 2。

对于腹部检查考虑肝转移的病例，可使用肝转移瘤

CT 及 MRI 结构式报告，报告模板见表 3、表 4。

表 1　直肠癌 MRI 结构式报告

姓名	性别	年龄	影像号	检查日期
检查项目	直肠 MRI	临床诊断		

肿瘤 T 分期

病变定位

腹膜返折	[ ] 腹膜返折以上、未受累
	[ ] 腹膜返折以下、未受累
	[ ] 跨腹膜返折、未受累
	[ ] 腹膜返折受累
参照肿瘤下缘至肛缘距离定位	[ ] 上段直肠癌：10 ～ < 15 cm
	[ ] 中段直肠癌：5 ～ < 10 cm
	[ ] 下段直肠癌：< 5 cm
肿瘤下缘距肛直肠环距离（cm）	

大小测量

肿块型	斜轴位测量：___mm × ___mm	矢状位测量（纵径）：___mm	
肠壁浸润型	斜轴位测量肠壁最厚：___ mm	矢状位测量（纵径）：___ mm	
病变环绕肠周径	< 1/4 周	1/4 ～ 1/2 周	1/2 ～ 3/4 周	3/4 ～ 1 周

肿瘤浸润程度描述——T 分期

T_1：肿瘤侵犯至黏膜下层
T_2：肿瘤侵犯固有肌层，但未穿透固有肌层
T_3：肿瘤突破固有肌层外膜，到达直肠周围系膜脂肪内___mm
T_{3a}：肿瘤突破肌层 < 5 mm
T_{3b}：肿瘤突破肌层 5 ～ ≤ 10 mm
T_{3c}：肿瘤突破肌层 > 10 mm
T_{4a}：肿瘤侵透腹膜或浆膜（上段直肠）
T_{4b}：肿瘤侵犯毗邻脏器

备注：

续表

淋巴结 N 分期（需综合淋巴结边缘、形态、内部信号特征评价）		
[ ]直肠上动脉周围 LN	可疑淋巴结数量：	最大短径：
[ ]直肠系膜筋膜内 LN	可疑淋巴结数量：	最大短径：
[ ]髂内血管旁 LN	可疑淋巴结数量：	最大短径：
侧方淋巴结		
[ ]闭孔动脉旁 LN	可疑淋巴结数量：	最大短径：
[ ]髂内血管旁 LN	可疑淋巴结数量：	最大短径：
备注：		
M 分期		
[ ]腹股沟 LN	可疑淋巴结数量：	最大短径：
备注：		
直肠系膜筋膜（MRF）状态	[ ]阳性：前、后、左、右	导致 MRF 阳性的原因：肿瘤、淋巴结、癌结节、阳性 EMVI
	[ ]阴性	
备注：		
直肠壁外血管侵犯（EMVI）：	[ ]有：前、后、左、右	部位：参考肿瘤定位（上段、中段、下段）
	[ ]无	
备注：		
其他异常征象	[ ]提示黏液腺癌可能	
诊断意见：mrT_ N_ M_ ，MRF（ ），EMVI（ ）。		

表 2　结肠癌 CT 结构式报告

姓名	性别	年龄	影像号	检查日期
检查项目	直肠 MRI	临床诊断		

肿瘤位置			
左半结肠		[ ]　右半结肠	[ ]
盲肠		[ ]	
升结肠		[ ]	

结肠肝曲	[ ]
横结肠	[ ]
结肠脾曲	[ ]
降结肠	[ ]
乙状结肠	[ ]

大小测量

肿块型	肿块大小：___ mm × ___ mm
肠壁浸润型	肿瘤最厚层面：___ mm

肿瘤侵犯腹膜后手术切缘（RSM，仅适用于升 / 降段） [ ]

肿瘤分期

侵犯至黏膜下层（T_1）	[ ]
肿瘤侵犯固有肌层，但未穿透固有肌层（T_2）	[ ]
肿瘤突破固有肌层（T_3）< 5 mm	[ ]
肿瘤突破固有肌层（T_3）≥ 5 mm	[ ]
肿瘤侵犯超出腹膜覆盖的表面（T_{4a}）	[ ]
侵犯邻近脏器（T_{4b}）	[ ]

淋巴结

区域可疑阳性淋巴结数目 _____ 最大短径_____

腹膜后可疑阳性淋巴结数目_____ 最大短径 _____

肠壁外血管侵犯（EMVI）： [ ]

远处转移

肝脏转移		[ ]
肺部转移	左肺 [ ]	右肺 [ ]
腹膜种植转移		[ ]
其他转移病变		[ ]

其他异常征象

肿瘤穿孔	[ ]
肠梗阻	[ ]

诊断意见：ctT_ N_ M_，EMVI（ ）。

表 3　肝转移瘤 CT 结构式报告

1. 脂肪肝：有 [ ]　　无 [ ]

2. 肝转移瘤数目：1～3个 [ ]　　4～7个 [ ]　　8个及以上 [ ]

3. 肝转移瘤大小：最大病灶 ___ mm 位于 ___ 段

4. 病灶分布：

尾叶	S1 [ ]		
左叶	S2 [ ]	S3 [ ]	S4 [ ]
右叶	S5 [ ]	S6 [ ]	S7 [ ]　　S8 [ ]

5. 与重要血管的关系：

门脉右支	主干	未见显示[ ]	推移移位[ ]	紧邻[ ]	分界清楚[ ]
	分支	未见显示[ ]	推移移位[ ]	紧邻[ ]	分界清楚[ ]
门脉左支	主干	未见显示[ ]	推移移位[ ]	紧邻[ ]	分界清楚[ ]
	分支	未见显示[ ]	推移移位[ ]	紧邻[ ]	分界清楚[ ]
肝右静脉		未见显示[ ]	推移移位[ ]	紧邻[ ]	分界清楚[ ]
肝中静脉		未见显示[ ]	推移移位[ ]	紧邻[ ]	分界清楚[ ]
肝左静脉		未见显示[ ]	推移移位[ ]	紧邻[ ]	分界清楚[ ]
下腔静脉		未见显示[ ]	推移移位[ ]	紧邻[ ]	分界清楚[ ]

6. 肝门区淋巴结：有 [ ]　　无 [ ]

最大 LN 大小 ___ mm × ___ mm

7. 血管变异起源：

肝左动脉：	肝固有动脉 [ ]	胃左动脉 [ ]
肝右动脉：	肝固有动脉 [ ]	肠系膜上动脉 [ ]
肝总动脉：	腹腔干 [ ]	肠系膜上动脉 [ ]　　腹主动脉 [ ]

8. 不确定转移灶：无 [ ]　　有 [ ]

9. 不确定转移灶位置分布：

尾叶	S1 [ ]		
左叶	S2 [ ]	S3 [ ]	S4 [ ]
右叶	S5 [ ]	S6 [ ]	S7 [ ]　　S8 [ ]

建议：对于 CT 显示小于 10 mm 的病灶，除具有典型转移瘤表现时纳入转移灶，其他情况建议纳入不确定转移灶，进一步行肝脏增强 MRI 进行判断。

10. 其他

表4　肝转移瘤 MRI 结构式报告

（仅适用于腹部增强 MRI 考虑肝转移的病例；肝转移治疗后病例不适用）

1. 肝转移瘤数目：1～3个 [ ]　　4～7个 [ ]　　8个及以上 [ ]
2. 肝转移瘤大小：最大病灶 ＿＿ mm 位于 ＿＿ 段
3. 病灶分布：

尾叶	S1 [ ]		
左叶	S2 [ ]	S3 [ ]	S4 [ ]
右叶	S5 [ ]	S6 [ ]	S7 [ ]　　S8 [ ]

4. 与重要血管的关系：

		未见显示	推移移位	紧邻	分界清楚
门脉右支	主干	未见显示[ ]	推移移位[ ]	紧邻[ ]	分界清楚[ ]
	分支	未见显示[ ]	推移移位[ ]	紧邻[ ]	分界清楚[ ]
门脉左支	主干	未见显示[ ]	推移移位[ ]	紧邻[ ]	分界清楚[ ]
	分支	未见显示[ ]	推移移位[ ]	紧邻[ ]	分界清楚[ ]
肝右静脉		未见显示[ ]	推移移位[ ]	紧邻[ ]	分界清楚[ ]
肝中静脉		未见显示[ ]	推移移位[ ]	紧邻[ ]	分界清楚[ ]
肝左静脉		未见显示[ ]	推移移位[ ]	紧邻[ ]	分界清楚[ ]
下腔静脉		未见显示[ ]	推移移位[ ]	紧邻[ ]	分界清楚[ ]

5. 肝门区淋巴结：有 [ ]　　无 [ ]

最大 LN 大小 ＿＿ mm × ＿＿ mm

6. 血管变异起源：

肝左动脉：	肝固有动脉 [ ]	胃左动脉 [ ]
肝右动脉：	肝固有动脉 [ ]	肠系膜上动脉 [ ]
肝总动脉：	腹腔干 [ ]	肠系膜上动脉 [ ]　　腹主动脉 [ ]

7. 不确定转移灶：无 [ ]　有 [ ]
8. 不确定转移灶位置分布：

尾叶	S1 [ ]		
左叶	S2 [ ]	S3 [ ]	S4 [ ]
右叶	S5 [ ]	S6 [ ]	S7 [ ]　　S8 [ ]

建议：对于 CT 显示小于 10 mm 的病灶，除具有典型转移瘤表现时纳入转移灶，其他情况建议纳入不确定转移灶，进一步行肝脏增强 MRI 进行判断。

9. 其他

（七）病理组织学检查

病理活检报告是结直肠癌治疗的依据。活检诊断为浸润性癌的病例进行规范性结直肠癌治疗。活检病理应尽量明确有无黏膜下层浸润，对高级别上皮内瘤变或黏膜内癌的病例，建议综合其他临床信息包括内窥镜或影像学评估的肿瘤大小、浸润深度、是否可疑淋巴结转移等，进行多学科讨论以便正确诊治。低位直肠肿瘤可能涉及临床治疗决策时，建议病理医师在报告中备注说明活检组织有无达到"癌变"程度。推荐对临床确诊为复发或转移性结直肠癌患者进行 *KRAS*、*NRAS*、*BRAF* 基因突变检测，以指导肿瘤治疗。建议早期结直肠癌患者通过 *KRAS*、*NRAS*、*BRAF* 基因突变检测来进行预后和复发风险评估。对所有新诊断的结直肠癌患者进行错配修复蛋白（mismatch repair protein，MMR）表达或微卫星不稳定（microsatellite instability，MSI）检测，用于林奇综合征筛查、预后分层及指导免疫治疗等。MLH1 缺失的 MMR 缺陷型肿瘤应行 *BRAF* 突变分子和（或）MLH1 甲基化检测，以评估发生林奇综合征的风险。有条件的单位可结合临床需求开展 HER2 及 NTRK 等指标的检测。

（八）开腹或腹腔镜探查术

以下情况，建议行开腹或腹腔镜探查术。

1. 经过各种诊断手段尚不能明确诊断且高度怀疑结直肠肿瘤。

2. 出现肠梗阻，进行保守治疗无效。

3. 可疑出现肠穿孔。

4. 保守治疗无效的下消化道大出血。

（九）结直肠癌的诊断步骤

结直肠癌诊断步骤见附图 1。诊断结束后推荐行 cTNM 分期。

三、标本取材与病理评估

（一）标本固定标准

1. 固定液：推荐使用 10% 中性缓冲福尔马林固定液，避免使用含有重金属的固定液。

2. 固定液量：必须≥所固定标本体积的 5 ～ 10 倍。

3. 固定温度：正常室温。

4. 固定时间：标本应尽快沿肿瘤对面剖开并充分展开固定，避免标本褶皱扭曲变形影响取材，离体到开始固定的时间不宜超过 30 分钟。手术标本需规范化剖开固定。建议由病理医师进行手术切除、标本剖开和固定。

推荐内窥镜下切除标本或活检标本固定时间：6 ～ 48 小时。

手术标本固定时间：12 ～ 48 小时。

（二）取材要求

1. 活检标本

（1）核对临床送检标本数量，送检活检标本必须全部取材。

（2）将标本包于纱布或柔软的透水纸中以免丢失。

（3）每个蜡块内包埋不超过 5 粒活检标本，并依据组织大小适当调整（每个蜡块内不超过 3 粒更佳）。

2. 内窥镜切除标本

（1）标本固定建议由临床医师规范化处理：活检标本离体后，应由内窥镜医师及时将活检黏膜组织基底面黏附于滤纸上，立即浸入固定液中固定。内窥镜下黏膜切除标本离体后，内窥镜医师展开标本，黏膜面向上，使用大头针固定于软木板或泡沫板，标示口侧缘和肛侧缘，翻转令黏膜面朝下放入固定液中。息肉切除标本，有蒂息肉可直接放入固定液中，无蒂息肉标记好切缘后放入固定液中。

（2）建议记录标本和肿瘤病变的大小、形态，各方位距切缘的距离。

（3）息肉切除标本的取材：首先明确息肉的切缘、有无蒂以及蒂部的直径，推荐用墨汁涂蒂切缘（有蒂）及烧灼切缘（无蒂）。取材时要考虑到切缘和有蒂息肉蒂部的浸润情况能够客观正确地评价。

建议按如下方式取材：无蒂息肉以切缘基底部为中心向左、右两侧全部取材（图 1）。有蒂息肉当蒂切缘直径 ＞ 2 mm 时，略偏离蒂切缘中心处垂直于蒂切缘平面切开标本，再平行此切面，间隔 2 ～ 3 mm 将标本全部取材（图 2）；蒂切缘直径 ≤ 2 mm 时，垂直于蒂切缘平面间隔 2 ～ 3 mm 将全部标本取材，使蒂部作为一个单独的蜡块

（图3）。推荐按同一包埋方向全部取材。记录组织块对应的方位。

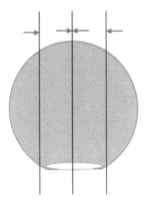

以切缘基底部为中心平行切开，向左、右两侧全部取材。箭头方向为推荐包埋方向。

图 1　无蒂息肉取材

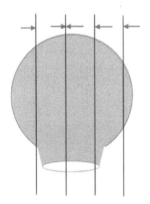

垂直于蒂切缘平面，间隔 2～3 mm 将标本全部取材。箭头方向为推荐包埋方向。

图 2　宽蒂（直径＞2 mm）的有蒂息肉取材

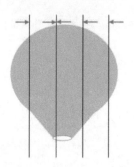

垂直于蒂切缘平面，间隔 2～3 mm 将全部标本取材，使蒂部作为一个单独的蜡块。箭头方向为推荐包埋方向。

图 3　窄蒂（直径≤2 mm）的有蒂息肉取材

（4）内窥镜下黏膜切除术和黏膜剥离术标本的取材：由于肿物距切缘距离一般较近，切缘的评估尤其重要。推荐涂不同的颜料标记基底及侧切缘，以便在观察时能够对切缘做出定位，并评价肿瘤切缘情况。每间隔 2～3 mm 平行切开标本（图 4），如临床特别标记可适当调整，分成大小适宜的组织块，应全部取材并按同一方向包埋（最后一个组织条应该与其他组织条反向包埋，确保最两边的组织条刀切面向下包埋）。

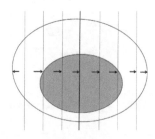

间隔 2～3 mm 平行切开标本，全部取材并按同一方向包埋。

图 4　内窥镜下黏膜切除术和黏膜剥离术标本取材

3. 手术标本

（1）大体检查与记录

描述并记录肠管及肿瘤的大体特征。肿瘤与两侧切缘及放射状（环周）切缘的距离。推荐采用墨汁标记肿瘤对应的浆膜面积放射状（环周）切缘，以准确评估肿瘤浸润深度及距切缘距离。淋巴结取材应按淋巴引流方向进行分组。建议临床医师将淋巴结分组送检（离体后病理科医师无法区分淋巴结分组）。

（2）取材

①沿肠壁长轴剪开肠管、垂直于肠壁切取肿瘤标本，肿瘤组织充分取材，视肿瘤大小、浸润深度、不同质地、颜色等区域分别取材，肿瘤浸润最深处至少1块全层厚度肿瘤及肠壁组织，以判断肿瘤侵犯的最深层次。仔细观察浆膜受累情况，当肿瘤临近或侵犯浆膜时，取材可疑侵犯浆膜的区域，以便镜下准确判断浆膜受累情况。切取能够显示肿瘤与邻近黏膜关系的组织。

②切取远侧、近侧手术切缘。推荐切取系膜、环周切缘（距离癌组织最近的软组织，非腹膜覆盖的所有区域），对于可疑系膜、环周切缘阳性的病例，建议按手术医师用墨汁标记的部分切取。建议尽量对不同切缘区分标记。

③切除标本若包含回盲部或肛管、肛门，应当于回盲瓣、齿状线、肛缘取材。若肿瘤累及上述部位，应切取充分显示病变程度的组织块。常规取材阑尾。

④行中低位直肠癌根治术时需要完整切除直肠系膜，

推荐病理医师对手术标本进行系统检查及评价，包括系膜的完整性、环周切缘是否有肿瘤侵犯，病理检查是评价直肠系膜完整性最直观的方法。

⑤淋巴结：包埋所有检出的淋巴结，较大淋巴结应剖开包埋，未经新辅助治疗的根治术标本应至少检出 12 枚淋巴结。

⑥新辅助治疗后的直肠癌手术标本，需仔细观察原肿瘤部位的改变并进行记录。如仍有较明显肿瘤，按常规进行取材。如肿瘤较小或肉眼无明显肿瘤，需根据治疗前肠镜等描述将原肿瘤所在范围全部取材。

（3）推荐取材组织块体积

不大于 2.0 cm×1.5 cm×0.3 cm。

（三）取材后标本处理原则和保留时限

1. 剩余标本的保存。取材剩余组织保存在标准固定液中，并始终保持充分的固定液量和甲醛浓度，避免标本干枯或因固定液量不足或浓度降低而致组织腐变；以备根据镜下观察诊断需求而随时补充取材；或以备在病理诊断报告签发后接到临床反馈信息时复查大体标本或补充取材。

2. 剩余标本处理的时限。建议在病理诊断报告签发 2 周后，未接到临床反馈信息，未发生因外院会诊意见分歧而要求复审等情形后，可由医院按相关规定处理。

3. 有条件的单位最好低温留存新鲜组织，以备进一步研究使用。

（四）病理类型

1. 早期（pT₁）结直肠癌

癌细胞穿透结直肠黏膜肌层浸润至黏膜下层，但未累及固有肌层，称为早期结直肠癌（pT₁）[30]。上皮重度异型增生及没有穿透黏膜肌层的癌称为高级别上皮内瘤变/异型增生，概念上包括局限于黏膜层、但有固有膜浸润的黏膜内癌。为了更精准地指导临床，推荐识别并报告黏膜内癌。

若为内窥镜下或经肛的局部切除标本，建议对早期结直肠癌的黏膜下层浸润深度进行测量并分级，扁平病变当黏膜下层浸润深度 ≤ 1000 μm 时，为黏膜下层浅层浸润，是内窥镜治疗的适应证，当黏膜下层浸润深度 > 1000 μm 时，为黏膜下层深层浸润，需结合其他因素和临床情况考虑是否行外科手术扩大切除范围[30-32]。黏膜肌层可以明确时，浸润深度的测量是从黏膜肌层的下缘至浸润最深的距离，当黏膜肌层完全消失，腺体周围有纤维间质反应，黏膜下层浸润深度从表面开始测量。有蒂病变，分为头浸润（head invasion）和蒂浸润（stalk invasion），以两侧肿瘤和非肿瘤交界点之间的连线为基线（图5），基线以上的浸润视为头浸润（可以包括非肿瘤黏膜），头浸润相当于黏膜下浅层浸润（≤ 1000 μm）。基线以下的浸润视为蒂浸润，相当于黏膜下浸润（> 1000 μm）。[33]

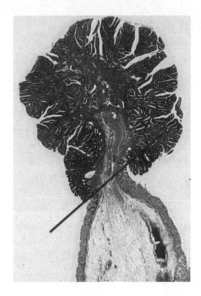

图 5　有蒂病变，以腺瘤与正常黏膜交界处连线为基线，基线以上的浸润视为头浸润，基线以下的浸润视为蒂浸润

2．进展期结直肠癌的大体类型

（1）隆起型

凡肿瘤的主体向肠腔内突出者，均属本型。

（2）溃疡型

肿瘤形成深达或贯穿肌层之溃疡者均属此型。

（3）浸润型

肿瘤向肠壁各层弥漫浸润，使局部肠壁增厚，但表面常无明显溃疡或隆起。

3．组织学类型

参照 2019 年出版发行的《消化系统肿瘤 WHO 分类》第五版 [34]，普通型腺癌中含有特殊组织学类型，如黏液腺癌或印戒细胞癌时应注明比例。

（1）腺癌，非特殊型。

（2）锯齿状腺癌。

（3）腺瘤样腺癌。

（4）微乳头状腺癌。

（5）黏液腺癌。

（6）低黏附性癌。

（7）印戒细胞癌。

（8）髓样癌。

（9）腺鳞癌。

（10）未分化癌，非特殊型。

（11）癌伴肉瘤样成分。

4. 组织学分级

针对结直肠腺癌（普通型），可按照腺管形成比例分为高分化（> 95% 腺管形成）、中分化（50% ~ 95% 腺管形成）、低分化（0 ~ 49% 腺管形成）和未分化（无腺管形成、黏液产生、神经内分泌、鳞状或肉瘤样分化）4 级；也可以按照 2019 版 WHO[34] 将结直肠腺癌分成低级别（高—中分化）和高级别（低分化），并指出分级依据分化最差的成分。对于侵袭前沿的肿瘤出芽和分化差的细胞簇不应该包含到分级中，应该单独报告。

（五）病理报告内容

1. 活检标本的病理报告内容和要求

（1）患者基本信息及送检信息。

（2）如有上皮内瘤变 / 异型增生，报告分级。对于低位直肠肿瘤诊断高级别上皮内瘤变 / 异型增生时，因可能涉及治疗方案的决策，建议病理医师在报告中备注说明活检组织有无达到"癌变"程度。

（3）如为浸润性癌，区分组织学类型。

（4）确定为结直肠癌时，推荐检测 MMR 蛋白（MLH1，PMS2，MSH2，MSH6）表达 / 微卫星不稳定情况。确定为无法手术切除的结直肠癌时，必须检测 *KRAS*、*NRAS* 及 *BRAF* 基因突变情况[35]。结合临床需求进行其他相关分子标志物检测。

临床医师应当了解活检标本的局限性，活检病理不能完全确定有无黏膜下层浸润时，活检病理诊断为高级别上皮内瘤变或黏膜内癌，此时肿瘤主体可能为浸润性癌。

2. 内窥镜切除标本的病理报告内容和要求

（1）患者基本信息及送检信息。

（2）标本大小、肿瘤大小。

（3）上皮内瘤变 / 异型增生的分级。

（4）如为穿透黏膜肌层浸润到黏膜下层的浸润性癌，报告癌组织的组织学分型、分级、黏膜下层浸润深度、脉管侵犯情况、神经侵犯情况、水平切缘及垂直切缘情况，推荐检测 MMR 蛋白（MLH1，MSH2，MSH6，PMS2）表达 / 微卫星不稳定情况，推荐报告肿瘤出芽分级[34]。

若癌具有 3 级或 4 级分化、黏膜下层深层浸润、脉管侵犯、基底切缘阳性，肿瘤出芽分级为"高度"等高危因素，临床需考虑再行外科手术[32, 36]。肿瘤距电灼切缘小于 1 mm，水平切缘可见腺瘤 / 低级别异型增生时，切缘认定为阴性，但需标注。

3. 手术标本的病理报告内容和要求

（1）患者基本信息及送检信息。

（2）大体情况：肿瘤大小、大体类型、肉眼所见浸润深度、有无穿孔、肿瘤距两侧切缘的距离、直肠全系膜切除手术评估系膜的完整性。

（3）肿瘤分化程度（肿瘤分型、分级）。

（4）肿瘤浸润深度（pT 分期）。pT 分期或 ypT 分期是根据有活力的肿瘤细胞来决定的，经过新辅助治疗的标本内无细胞的黏液湖不认为是肿瘤残留。

（5）肿瘤出芽（tumour budding）与脉管侵犯、神经侵犯及免疫评分密切相关，是判断预后及评价辅助治疗疗效的重要指标，推荐报告肿瘤出芽分级。肿瘤出芽是位于肿瘤浸润前缘，5 个细胞以下的肿瘤细胞簇[37]。报告 20 倍视野下，肿瘤出芽最密集的区域（"热点区"）的出芽数目分级，分级标准见表 5。

表 5　肿瘤出芽分级标准

分级	出芽数目（热点区一个 20 倍视野，0.785 mm^2）
低度	0 ~ 4 个
中度	5 ~ 9 个
高度	10 个或更多

（6）检出淋巴结数目、阳性淋巴结数目及淋巴结外肿瘤结节（tumor deposit，TD）（pN 分期），后者指肠周脂肪组织内与原发肿瘤不相连的实性癌结节，镜下可见癌细胞沉积但未见残留淋巴结结构。无淋巴结转移、有癌结节时，报告为 pN_1c 分期，并需报告癌结节数目；有淋巴结转移时，依照阳性淋巴结数目进行 pN 分期，无须考虑癌结节，但病理报告中同样需报告癌结节数目。

（7）近端切缘、远端切缘的状况。

（8）推荐报告系膜 / 环周切缘的状况（如果肿瘤距切缘很近，应当在显微镜下测量并报告肿瘤与切缘的距离，肿瘤距切缘 1 mm 以内报切缘阳性）。

（9）肿瘤退缩分级（tumor regression grade，TRG），用以评估肿瘤术前新辅助治疗疗效，见表 6。

表 6　肿瘤退缩分级（TRG）[38]

退缩评分	退缩程度	程度描述
0	完全反应	无肿瘤细胞残留
1	几乎完全反应	单个或少量小灶肿瘤细胞残留
2	部分反应	肿瘤残留伴明显肿瘤退缩，但多于单个或少量小灶肿瘤细胞
3	差或无反应	广泛肿瘤残留，无明显肿瘤退缩

注：①TRG 评分仅限于原发肿瘤病灶；②肿瘤细胞是指有活性的瘤细胞，不包括退变、坏死的瘤细胞；③放 / 化疗后出现的无细胞的黏液湖，不是肿瘤残留。

（10）脉管侵犯情况（以 V 代表血管，V_1 为镜下血管浸润，V_2 为肉眼血管浸润，L 代表淋巴管）。建议尽量区分小血管与淋巴管浸润及静脉侵犯。

（11）神经束侵犯。

（12）MMR 蛋白（MLH1，PMS2，MSH2，MSH6）表达 / 微卫星不稳定情况。建议依据免疫组化检测结果进一步选择检测 *BRAF* 基因突变状态和 MLH1 甲基化状态，结果提示可能为 Lynch 综合征的患者应进行遗传学咨询并进行错配修复基因突变检测。若 MMR 蛋白出现异常表达（部分表达缺失、胞浆表达），建议行多重荧光 PCR+ 毛细管电泳法的检测进一步明确微卫星状态。

（13）确定为复发或转移性结直肠癌时，必须检测 *KRAS*、*NRAS*、*BRAF* 基因状态，可以检测 HER2 状态和 NTRK 等 [39-40]。如无手术切除标本可从活检标本中测定。早期结直肠癌建议检测 *KRAS*、*NRAS*、*BRAF* 基因突变来进行预后和复发风险评估。

完整的病理报告的前提是临床医师填写详细的病理诊断申请单，详细描述手术所见及相关临床辅助检查结果并清楚标记淋巴结。临床医师与病理医师的相互交流、信任和配合是建立正确分期和指导临床治疗的基础。内窥镜切除标本与手术标本的病理报告模板见表 7、表 8。

表 7　结直肠内窥镜切除标本结构式报告

（仅适用于完整的息肉或黏膜/肠壁切除标本）

姓名　　　　性别　　　　年龄　　　　病理号
病案号　　　送检部位

标本大小	最大径：＿＿＿ cm　另两径：＿＿ × ＿＿ cm
息肉大小	最大径：＿＿＿ cm　另两径：＿＿ × ＿＿ cm
息肉结构	□带蒂，蒂部长度＿＿ cm，直径＿＿ cm □广基
息肉类型	□管状腺瘤 □绒毛状腺瘤 □管状绒毛腺瘤 □传统锯齿状腺瘤 □无蒂锯齿状病变 □错构瘤样息肉 □其他：
高级别上皮内瘤变	□无 □有 □有固有膜浸润（黏膜内癌）
浸润性癌 （癌浸润黏膜下层）	□无 □有
浸润性癌大小	最大径：＿＿＿ cm　另两径：＿＿ × ＿＿ cm
组织学分型	□腺癌，非特殊型 □锯齿状腺癌 □腺瘤样腺癌 □微乳头状腺癌 □黏液腺癌 □低黏附性癌 □印戒细胞癌 □髓样癌 □腺鳞癌 □未分化癌，非特殊型 □癌伴肉瘤样成分

组织学分级	□不能确定 □低级别（高/中分化） □高级别（低分化，未分化）
肿瘤侵犯 （浸润最深处）	□固有膜 □黏膜肌层 □黏膜下层（≤1000 μm 浸润） □黏膜下层（>1000 μm 浸润） □固有肌层
深切缘（蒂部切缘）	□不能评估 □无浸润性癌累及，浸润性癌距切缘距离： _____mm □浸润性癌累及
黏膜切缘	□不能评估 □无上皮内瘤变/异型增生 □可见腺瘤（低级别上皮内瘤变/异型增生） □可见高级别上皮内瘤变/异型增生或黏膜 内癌 □浸润性癌累及
肿瘤出芽	□低度（0～4 个/20 倍视野） □中度（5～9 个/20 倍视野） □高度（10 个或以上/20 倍视野） □不可评估
脉管侵犯	□未见 □微血管侵犯 □淋巴管侵犯 □静脉侵犯 □不确定
错配修复蛋白 免疫组化	MLH1（　）　PMS2（　） MSH2（　）　MSH6（　） □不适用

表 8　结直肠切除标本结构式报告

姓名	性别	年龄	病理号
病案号	送检部位		

标本大小	长度：____ cm　周径：____ cm
肿瘤位置	距近侧断端 ____ cm，距远侧断端 ____ cm
大体类型	□隆起型 □溃疡型 □浸润型
肿瘤大小	最大径：____ cm　另两径：____ cm × ____cm
大体肿瘤穿孔	□可见 □未见 □不能确定
组织学分型	□腺癌，非特殊型 □锯齿状腺癌 □腺瘤样腺癌 □微乳头状腺癌 □黏液腺癌 □低黏附性癌 □印戒细胞癌 □髓样癌 □腺鳞癌 □未分化癌，非特殊型 □癌伴肉瘤样成分
组织学分级	□不能确定 □低级别（高 / 中分化） □高级别（低分化，未分化）
肿瘤侵犯（浸润最深处）	□不能评估 □无原发肿瘤证据 □无固有膜浸润 □黏膜内癌，侵犯固有膜 / 黏膜肌层 □肿瘤侵犯黏膜下层 □肿瘤侵犯固有肌层

肿瘤侵犯（浸润最深处）	□肿瘤侵透固有肌层达浆膜下脂肪组织或无腹膜被覆的结肠周 / 直肠周软组织 □肿瘤穿透脏层腹膜（浆膜）（包括大体肠管通过肿瘤穿孔和肿瘤通过炎性区域连续浸润腹膜脏层表面） □肿瘤粘连至其他器官或结构：_____ □肿瘤直接侵犯附近结构：_____
近侧端切缘	□不能评估 □无上皮内瘤变 / 异型增生 □可见腺瘤（低级别上皮内瘤变 / 异型增生） □可见高级别上皮内瘤变 / 异型增生或黏膜内癌 □浸润性癌累及
远侧端切缘	□不能评估 □无上皮内瘤变 / 异型增生 □可见腺瘤（低级别上皮内瘤变 / 异型增生） □可见高级别上皮内瘤变 / 异型增生或黏膜内癌 □浸润性癌累及
环周（放射状）或系膜切缘	□不适用 □不能评估 □无浸润性癌累及 □浸润性癌累及 （肿瘤见于距切缘 0 ~ 1 mm 处）
治疗效果（新辅助治疗后癌适用）	□无前期治疗 □有治疗效果 □无残存肿瘤（0 级，完全退缩） □中等退缩（1 级，少许残存肿瘤） □轻微退缩（2 级） □未见明确反应（3 级，反应不良） □不明确

续表

肿瘤出芽	□低度（0～4 个 /20 倍视野） □中度（5～9 个 /20 倍视野） □高度（10 个或以上 /20 倍视野） □不可评估
脉管侵犯	□未见 □微血管侵犯 □淋巴管侵犯 □静脉侵犯 □不确定
神经侵犯	□未见 □可见 □不确定
淋巴结	□无淋巴结送检或未找到淋巴结 □检查的淋巴结 ___ 枚 □受累的淋巴结 ___ 枚
淋巴结外肿瘤结节	□未见 □可见（数量：___ ） □不确定
错配修复蛋白免疫组化	MLH1（ ） PMS2（ ） MSH2（ ） MSH6（ ）
病理分期	□ m（多个原发肿瘤） □ r（复发性） □ y（新辅助治疗后） T ___ N ___ M ___

附：结直肠癌 TNM 分期

美国癌症联合委员会（American Joint Committee on Cancer，AJCC）/ 国际抗癌联盟（Union for International Cancer Control，UICC）结直肠癌 TNM 分期系统（2017 年第八版）[38] 见下文，解剖分期和预后组别见表 9。

原发肿瘤（T）

T_x　原发肿瘤无法评价

T_0　无原发肿瘤证据

T_{is}　原位癌：黏膜内癌（侵犯固有层，未侵透黏膜肌层）

T_1　肿瘤侵犯黏膜下层

T_2　肿瘤侵犯固有肌层

T_3　肿瘤侵透固有肌层达结直肠周组织

T_4　肿瘤侵犯脏层腹膜，或侵犯或粘连邻近器官或结构

　　T_{4a}　肿瘤侵透脏层腹膜（包括大体肠管通过肿瘤穿孔和肿瘤通过炎性区域连续浸润脏层腹膜表面）

　　T_{4b}　肿瘤直接侵犯或粘连邻近器官或结构

区域淋巴结（N）

N_x　区域淋巴结无法评价

N_0　无区域淋巴结转移

N_1　有 1～3 枚区域淋巴结转移（淋巴结内肿瘤 ≥ 0.2 mm），或存在任何数量的肿瘤结节并且所有可辨识的淋巴结无转移

　　N_{1a}　有 1 枚区域淋巴结转移

　　N_{1b}　有 2～3 枚区域淋巴结转移

　　N_{1c}　无区域淋巴结转移，但有肿瘤结节存在于以下部位：浆膜下、肠系膜或无腹膜覆盖的结肠周或直肠周 / 直肠系膜组织

N_2　有 4 枚或以上区域淋巴结转移

　　N_{2a}　4～6 枚区域淋巴结转移

N_{2b}　7枚或以上区域淋巴结转移

远处转移（M）

M_0　无远处转移

M_1　转移至1个或更多远处部位或器官，或腹膜转移被证实

　　M_{1a}　转移至1个部位或器官，无腹膜转移

　　M_{1b}　转移至2个或更多部位或器官，无腹膜转移

　　M_{1c}　仅转移至腹膜表面或伴其他部位或器官的转移

表9　解剖分期/预后组别

期别	T	N	M
0	Tis	N_0	M_0
I	T_1	N_0	M_0
	T_2	N_0	M_0
II A	T_3	N_0	M_0
II B	T_{4a}	N_0	M_0
II C	T_{4b}	N_0	M_0
III A	$T_{1\sim2}$	N_1/N_{1c}	M_0
	T_1	N_{2a}	M_0
III B	$T_{3\sim4a}$	N_1/N_{1c}	M_0
	$T_{2\sim3}$	N_{2a}	M_0
	$T_{1\sim2}$	N_{2b}	M_0
III C	T_{4a}	N_{2a}	M_0
	$T_{3\sim4a}$	N_{2b}	M_0
	T_{4b}	$N_{1\sim2}$	M_0
IV A	任何T	任何N	M_{1a}
IV B	任何T	任何N	M_{1b}
IV C	任何T	任何N	M_{1c}

注：cTNM是临床分期，pTNM是病理分期；前缀y用于接受新辅助（术前）治疗后的肿瘤分期（如ypTNM），病理学完全缓解的患者分期为$ypT_0N_0M_0$，可能类似于0期。前缀r用于经治疗获得一段无瘤间期后复发的患者（rTNM）。

四、外科治疗

（一）结肠癌的外科治疗规范

1. 结肠癌的手术治疗原则 [41]

（1）全面探查，由远及近。必须探查并记录肝脏、胃肠道、子宫及附件、腹膜，大网膜及相关肠系膜和主要血管旁淋巴结和肿瘤邻近脏器的情况。

（2）推荐常规切除足够的肠管，清扫区域淋巴结，并进行整块切除，建议常规清扫两站以上淋巴结。

（3）推荐锐性分离技术。

（4）推荐遵循无瘤手术原则。

（5）对已失去根治性手术机会的肿瘤，如果患者无出血、梗阻、穿孔症状或压迫周围脏器引起相关症状，则根据多学科会诊评估确定是否需要切除原发灶。

（6）结肠新生物临床高度怀疑恶性肿瘤但病理无法证实或活检报告为高级别上皮内瘤变，如患者可耐受手术，建议行手术探查。

2. 早期结肠癌 $cT_1N_0M_0$ 的治疗

建议采用内窥镜下切除、局部切除或肠段切除术。侵入黏膜下层的浅浸润癌（SM_1），可考虑行内窥镜下切除。决定行内窥镜下切除前，需要仔细评估肿瘤大小、预测浸润深度、肿瘤分化程度等相关信息。如果行内窥镜下切除，可行 ESD 或 EMR 切除。局部切除术后病理证实为 T_1，如果切除完整、切缘（包括基底）阴性而且具有良好预后的组织学特征（如分化程度良好、无脉管浸润），则无论是广基还是带蒂，不推荐再行手术切除。如果有以下情况推荐追加肠段切除术加区域淋巴结清扫。

（1）具有预后不良的组织学特征，如分化程度差（低分化腺癌、未分化癌、印戒细胞癌、黏液腺癌等）、有脉管浸润。

（2）非完整切除，标本破碎，切缘无法评估。

（3）黏膜下浸润深度 $\geqslant 1000\ \mu m$。

（4）切缘阳性（距切缘 1 mm 内存在肿瘤或电刀切缘可见肿瘤细胞）。

（5）肿瘤出芽 G2/G3。

如行内窥镜下切除或局部切除必须满足如下要求。

（1）肿瘤大小 < 3 cm。

（2）肿瘤侵犯肠周 < 30%。

（3）切缘距离肿瘤 $\geqslant 1$ mm。

（4）活动，不固定。

（5）仅适用于 T_1 期肿瘤。

（6）高—中分化。

（7）治疗前影像学检查无淋巴结转移的征象。

（8）肿瘤出芽 G1。

注：局部切除标本必须由手术医师展平、固定，标记方位后送病理检查。

3. $T_{2\sim4}N_{0\sim2}M_0$ 结肠癌

（1）首选的手术方式是相应结肠肠段的切除加区域淋巴结清扫。区域淋巴结清扫建议包括肠旁、中间和系膜根部淋巴结。建议标记系膜根部淋巴结并送病理学检查；如果怀疑清扫范围以外的淋巴结、结节，推荐完整切除并单独送病理检查，无法切除者视为姑息切除。

（2）家族性腺瘤性息肉病建议行全结直肠切除加回肠储袋肛管吻合术、全结直肠切除加回肠直肠端端吻合术（建议吻合口位置在距肛缘 7 cm 以内，便于以后随访）。如发生癌变，则根据癌变部位行相应术式。林奇综合征患者应在与患者充分沟通的基础上，根据癌变部位、病变分布情况、患者年龄及意愿等情况，于全结直肠切除或节段切除结合肠镜随访之间选择。

（3）肿瘤侵犯周围组织器官建议联合脏器整块切除。术前影像学报告为 cT_4 的结肠癌，需经 MDT 讨论，建议行术前化疗或放化疗再施行结肠切除术。

（4）行腹腔镜辅助的结肠癌切除术建议由有腹腔镜手术经验的外科医师根据情况酌情实施。

（5）对于已经引起梗阻的可切除结肠癌，推荐行Ⅰ期切除吻合，或Ⅰ期肿瘤切除近端造口、远端闭合，Ⅰ期肿瘤切除吻合加近端预防性造口，或造口术后Ⅱ期切除，或支架植入术后限期切除。如果肿瘤局部晚期不能切除，建议给予包括手术在内的姑息性治疗，如近端造口术、短路手术、支架植入术或肠梗阻导管置入术等。

（6）在条件允许的中心可开展机器人辅助的结肠癌切除术，严格掌握适应证的条件下可开展 NOSES 手术等术式。

（二）直肠癌的外科治疗

直肠癌手术的腹腔探查处理原则同结肠癌。

1. 直肠癌局部切除（$cT_1N_0M_0$）

早期直肠癌（$cT_1N_0M_0$）的治疗处理原则同早期结肠癌。

早期直肠癌（$cT_1N_0M_0$）如经肛门切除（非经腔镜或内窥镜下）必须满足如下要求。

（1）肿瘤大小＜ 3 cm。

（2）肿瘤侵犯肠周＜ 30%。

（3）切缘距离肿瘤＞ 3 mm。

（4）活动，不固定。

（5）距肛缘＜ 8 cm。

（6）仅适用于 T_1 期肿瘤。

（7）无血管淋巴管浸润（LVI）或神经浸润（PNI）。

（8）高—中分化。

（9）治疗前影像学检查无淋巴结转移的征象。

（10）有条件行全层切除术。

注：① TEM 和 TAMIS 手术技术的引入，经肛局部切除直肠肿瘤的距肛缘距离可以扩展和延伸。

②局部切除标本必须由手术医师展平、固定，标记方位后送病理检查。

2. 直肠癌（$cT_{2\sim4}N_{0\sim2}M_0$）

推荐行根治性手术治疗。中上段直肠癌推荐行低位前切除术；低位直肠癌推荐行腹会阴联合切除术或慎重选择保肛手术。中下段直肠癌切除必须遵循直肠癌全系膜切除术原则，尽可能锐性游离直肠系膜。尽量保证环周切缘阴性，对可疑环周切缘阳性者，应追加后续治疗。肠壁远切缘需距离肿瘤 $1\sim2$ cm，直肠系膜远切缘距离肿瘤 ≥5 cm 或切除全直肠系膜，必要时可行术中冰冻，确定切缘有无肿瘤细胞残留。在根治肿瘤的前提下，尽可能保留肛门括约肌功能、排尿和性功能。治疗原则如下[42-43]。

（1）切除原发肿瘤，保证足够切缘，远切缘至少距肿瘤远端 2 cm。下段直肠癌（距离肛门 < 5 cm）远切缘距肿瘤 $1\sim2$ cm 者，建议术中冰冻病理检查证实切缘阴性。直肠系膜远切缘距离肿瘤下缘 ≥5 cm 或切除全直肠系膜。

（2）切除直肠系膜内淋巴脂肪组织，如有明确影像学证据高度怀疑存在侧方淋巴结转移者，建议行侧方淋巴结清扫。

（3）尽可能保留盆腔自主神经。

（4）术前影像学提示 $cT_{3\sim4}$ 和（或）N^+ 的局部进展期中下段直肠癌，建议行术前放化疗或术前化疗，术前放化疗与手术的间隔时间见放化疗部分。

（5）肿瘤侵犯周围组织器官者争取联合脏器切除。

（6）保守治疗无效的肠梗阻、出血、穿孔的直肠新生物，临床高度怀疑恶性，而无病理诊断，并可耐受手术的患者，建议手术探查。

（7）对于已经引起肠梗阻的可切除直肠癌，推荐行Ⅰ期切除吻合，或Ⅰ期肿瘤切除吻合＋近端预防性造口，或行 Hartmann 手术，或造口术后Ⅱ期切除，或支架植入解除梗阻后限期切除。Ⅰ期切除吻合前推荐行术中肠道灌洗。如估计吻合口漏的风险较高，建议行 Hartmann 手术或Ⅰ期切除吻合及预防性肠造口。

（8）如果肿瘤局部晚期不能切除或患者经临床评估不能耐受手术，推荐给予姑息性治疗及支持治疗，包括选用介入治疗或放射治疗来处理不可控制的出血和疼痛、近端双腔造口术、肠梗阻导管置入术、支架植入来处理肠梗阻及支持治疗。

（9）术中如有明确肿瘤残留，建议放置金属夹作为后续放疗的标记。

（10）行腹腔镜辅助的直肠癌根治术建议由有腹腔镜手术经验的外科医师根据具体情况实施手术。

（11）在条件允许的中心可开展机器人辅助的直肠癌切除术，严格掌握适应证的条件下可开展 TAMIS、NOSES 手术等术式 [44]。

五、内科治疗

内科药物治疗的总原则：必须明确治疗目的，确定属于术前治疗、术后辅助治疗或姑息治疗；必须在全身治疗前完善影像学基线评估，同时推荐完善相关分子标记物检测。推荐对临床确诊为复发或转移性结直肠癌患者进行 *KRAS*、*NRAS* 基因突变检测，以指导肿瘤靶向治疗。*BRAF V600E* 突变状态的评估应在 RAS 检测时同步进行，以对预后进行分层，指导临床治疗。推荐对所有结直肠癌患者进行错配修复（mismatch repair，MMR）蛋白表达或微卫星不稳定（microsatellite instability，MSI）检测，用于林奇综合征筛查、预后分层及指导免疫治疗等。MLH1 缺失的 MMR 缺陷型肿瘤应行 *BRAF V600E* 突变分子和（或）MLH1 甲基化检测，以评估发生林奇综合征的风险[45]。有条件的单位，建议行 HER2 免疫组化检测[35]。在治疗过程中必须及时评价疗效和不良反应，并在多学科指导下根据患者病情及体力评分适时地进行治疗目标和药物及剂量的调整。重视改善患者生活质量及合并症处理，包括疼痛、营养、精神心理等。

（一）结直肠癌的术前治疗

1.直肠癌的新辅助治疗

新辅助治疗的目的在于降低局部复发、提高手术切除率，提高保肛率，延长患者无病生存期。推荐新辅助放化疗、新辅助化疗或新辅助免疫治疗适用于 MRI 评估距肛缘 < 12 cm 的直肠癌。

（1）直肠癌术前治疗推荐完善 MMR 或 MSI 检测，如为 pMMR 或 MSS，推荐以氟尿嘧啶类药物为基础的新辅助放化疗。如为 dMMR 或 MSI-H，国外研究显示其对

PD-1单抗应答率高，可考虑在多学科团队指导下决定是否行新辅助免疫治疗[46]。

（2）$T_{1\sim2}N_0M_0$或有放化疗禁忌的患者推荐直接手术。对于手术保留肛门括约肌有困难、患者有强烈保肛意愿者，与患者进行充分沟通后行放化疗（具体放疗适应证参见直肠癌放射治疗章节），后根据疗效评估决定是否手术。

（3）T_3和（或）N^+的可切除直肠癌患者，原则上推荐术前新辅助治疗（具体放疗适应证参见直肠癌放射治疗章节）；也可考虑在MDT讨论后行单纯新辅助化疗，后根据疗效评估决定是否联合放疗。

（4）T_4或局部晚期不可切除的直肠癌患者，必须行术前放化疗。治疗后必须重新评价，MDT讨论是否可行手术。

新辅助放化疗中，化疗方案推荐可选择卡培他滨单药、持续灌注5-FU、5-FU/LV或卡培他滨联合伊立替康，在长程放疗期间同步进行化疗。放疗方案请参见放射治疗原则。

（5）对于不适合放疗的患者，推荐在MDT讨论下决定是否行单纯的新辅助化疗。

2. T_{4b}结肠癌术前治疗

（1）对于初始局部不可切除的T_{4b}结肠癌，如为pMMR或MSS，推荐化疗或化疗联合靶向治疗方案（具体方案参见结直肠癌肝转移术前治疗）。必要时，在MDT讨论下决定是否增加局部放疗。如为dMMR或

MSI-H，建议在 MDT 讨论下决定是否行免疫治疗[47]。

（2）对于初始局部可切除的 T_{4b} 结肠癌，推荐在 MDT 讨论下决定是否行术前药物治疗或直接手术治疗。

3. 结直肠癌肝和（或）肺转移术前治疗

结直肠癌患者合并肝转移和（或）肺转移，转移灶为可切除或潜在可切除，具体参见相关章节。根据 MDT 讨论，决定是否推荐术前化疗或化疗联合靶向药物治疗。靶向药物包括西妥昔单抗（推荐用于 *KRAS*、*NRAS*、*BRAF* 基因野生型患者），或联合贝伐珠单抗。化疗方案推荐 CapeOx（卡培他滨＋奥沙利铂），或者 FOLFOX（奥沙利铂＋氟尿嘧啶＋醛氢叶酸），或者 FOLFIRI（伊立替康＋氟尿嘧啶＋醛氢叶酸），或者 FOLFOXIRI（奥沙利铂＋伊立替康＋氟尿嘧啶＋醛氢叶酸）。建议治疗时限 2～3 个月。

治疗后必须重新评价，并考虑是否可行局部毁损性治疗，包括手术、射频和立体定向放疗。

（二）结直肠癌辅助治疗

辅助治疗应根据患者原发部位、病理分期、分子指标及术后恢复状况来决定。推荐术后 4 周左右开始辅助化疗（体质差者适当延长），化疗时限 3～6 个月。在治疗期间应该根据患者体力情况、药物毒性、术后 TN 分期和患者意愿，酌情调整药物剂量和（或）缩短化疗周期。有放化疗禁忌的患者不推荐辅助治疗[48]。

1. Ⅰ期（$T_{1\sim2}N_0M_0$）结直肠癌

不推荐辅助治疗。

2. Ⅱ期结肠癌的辅助化疗

Ⅱ期结肠癌，应当确认有无以下高危因素：组织学分化差（Ⅲ或Ⅳ级）且为错配修复正常（pMMR）或微卫星稳定（MSS）、T_4、血管淋巴管浸润、术前肠梗阻/肠穿孔、标本检出淋巴结不足（少于 12 枚）、神经侵犯、切缘阳性或无法判定。

①无高危因素者，建议随访观察，或者单药氟尿嘧啶类药物化疗。

②有高危因素者，建议辅助化疗。化疗方案推荐选用以奥沙利铂为基础的 CapeOx 或 FOLFOX 方案或者单药 5-FU/LV、卡培他滨，治疗时间 3 ~ 6 个月。

③如肿瘤组织检查为 dMMR 或 MSI-H，不建议术后辅助化疗。

3. Ⅱ期直肠癌

辅助放疗参见放疗章节。

4. Ⅲ期结直肠癌的辅助化疗

Ⅲ期结直肠癌患者，推荐辅助化疗。化疗方案推荐选用 CapeOx，FOLFOX 方案或单药卡培他滨，5-FU/LV 方案。如为低危患者（$T_{1\sim3}N_1$）也可考虑 3 个月的 CapeOx 方案辅助化疗。

5. 直肠癌辅助放化疗

$T_{3\sim4}$ 或 $N_{1\sim2}$ 距肛缘 < 12 cm 直肠癌，推荐术前新辅助放化疗，如术前未行新辅助放疗，根据术后病理情

况决定是否行辅助放化疗，其中化疗推荐以氟尿嘧啶类药物为基础的方案。放疗方案请参见放射治疗原则。

6. 不推荐药物

目前不推荐在辅助化疗中使用伊立替康、替吉奥、雷替曲塞及靶向药物。

（三）复发 / 转移性结直肠癌全身系统治疗

目前，治疗晚期或转移性结直肠癌使用的化疗药物包括 5-FU/LV、伊立替康、奥沙利铂、卡培他滨、曲氟尿苷替匹嘧啶和雷替曲塞。靶向药物包括西妥昔单抗（推荐用于 *KRAS*、*NRAS*、*BRAF* 基因野生型患者）、贝伐珠单抗、瑞戈非尼和呋喹替尼。免疫检查点抑制剂药物包括 PD-1 单抗或 PD-L1 单抗。

1. 在治疗前推荐检测肿瘤 *KRAS*、*NRAS*、*BRAF* 基因及 MMR 或微卫星状态。

2. 联合化疗应当作为能耐受化疗的转移性结直肠癌患者的一、二线治疗。推荐以下化疗方案：FOLFOX/FOLFIRI ± 西妥昔单抗（推荐用于 *KRAS*、*NRAS*、*BRAF* 基因野生型患者），CapeOx/FOLFOX/FOLFIRI ± 贝伐珠单抗。对于肿瘤负荷大、预后差或需要转化治疗的患者，如一般情况允许，也可考虑 FOLFOXIRI ± 贝伐珠单抗的一线治疗。对于 *KRAS*、*NRAS*、*BRAF* 基因野生型需转化治疗的患者，也可考虑 FOLFOXIRI+ 西妥昔单抗治疗。

3. 原发灶位于右半结肠癌（回盲部到脾曲）的预后明显差于左半结肠癌和直肠（自脾曲至直肠）。对于

KRAS、*NRAS*、*BRAF* 基因野生型患者，一线治疗右半结肠癌中抗 VEGF 单抗（贝伐珠单抗）联合化疗的疗效优于抗 EGFR 单抗（西妥昔单抗）联合化疗，而在左半结肠癌和直肠癌中抗 EGFR 单抗联合化疗疗效优于抗 VEGF 单抗联合化疗。

4. 三线及三线以上治疗患者推荐瑞戈非尼或呋喹替尼[49]或参加临床试验，也可考虑曲氟尿苷替匹嘧啶。瑞戈非尼可根据患者病情及身体情况，调整第 1 周期治疗初始剂量。对在一、二线治疗中没有选用西妥昔单抗药物的患者也可考虑西妥昔单抗 ± 伊立替康治疗（推荐用于 *KRAS*、*NRAS*、*BRAF* 基因野生型）。

5. 一线接受奥沙利铂治疗的患者，如二线治疗方案为化疗 + 贝伐珠单抗时，化疗方案推荐 FOLFIRI 或改良的伊立替康 + 卡培他滨[50]。对于不能耐受联合化疗的患者，推荐方案 5-FU/LV 或卡培他滨单药 + 靶向药物。不适合 5-FU/LV 的晚期结直肠癌患者可考虑雷替曲塞治疗。

6. 姑息治疗 4～6 个月后疾病稳定但仍然没有 R0 手术机会的患者，可考虑进入维持治疗（如采用毒性较低的 5-FU/LV 或卡培他滨单药或联合靶向治疗或暂停全身系统治疗），以降低联合化疗的毒性。

7. 对于 *BRAF V600E* 突变患者，如果一般状况较好，可考虑 FOLFOXIRI+ 贝伐珠单抗的一线治疗。

8. 对于 dMMR 或 MSI-H 患者，推荐一线进行 PD-1 单抗治疗。如一线未接受 PD-1 单抗治疗，在二线或二线以上时，推荐进行 PD-1/PD-L1 单抗治疗[51-52]。

9. 如患者携带 NTRK 融合变异，推荐在标准治疗失败后进行 NTRK 抑制剂治疗[53]。

10. 晚期患者若一般状况或器官功能状况很差，推荐最佳支持治疗。

11. 如果转移局限于肝和（或）肺，参考肝、肺转移治疗部分。

12. 结直肠癌术后局部复发者，推荐进行多学科评估，判定能否有机会再次切除、放疗或消融等局部治疗，以达到无肿瘤证据状态。如仅适于全身系统治疗，则采用上述晚期患者药物治疗原则。

（四）其他治疗

晚期患者在上述常规治疗不适用的前提下，可以选择局部治疗，如介入治疗、瘤体内注射、物理治疗或中医中药治疗。

（五）最佳支持治疗

最佳支持治疗应该贯穿于患者的治疗全过程，建议多学科综合治疗。最佳支持治疗推荐涵盖下列方面：

1. 疼痛管理：准确完善疼痛评估，综合合理措施治疗疼痛，推荐按照疼痛三阶梯治疗原则进行，积极预防处理止痛药物的不良反应，同时关注病因治疗。重视患者及家属疼痛教育和社会精神心理支持，加强沟通随访。

2. 营养支持：建议常规评估营养状态，给予适当的营养支持，倡导肠内营养支持。

3. 精神心理干预：建议有条件的地区由癌症心理专业医师进行心理干预和必要的精神药物干预。

（六）结直肠癌诊疗新进展

1. 新技术

二代测序（next generation sequencing，NGS）：NGS可以针对肿瘤组织和体液（如血液、恶性腹腔、胸腔积液等）一次性进行高通量基因检测。NGS 检测可以帮助结直肠癌患者找到罕见变异及在药物治疗后了解耐药机制，可考虑在有资质的基因检测机构行 NGS 来寻找适合的临床研究或药物治疗。此外，基于外周血进行的循环肿瘤 DNA（circulating tumor DNA，ctDNA）近年也显示出一定的临床价值。在转移性结直肠癌中，ctDNA 动态监测在评估药物疗效及预后具有意义；在Ⅱ～Ⅲ期结直肠癌中，通过 ctDNA 评估术后微小病灶残留（minimal residual disease，MRD）状态，从而为辅助治疗策略的制定提供更多参考[54-55]。鼓励患者参加 ctDNA 检测相关的临床研究。

2. 新药研发

（1）临床研究：临床试验有可能在现有标准治疗基础上给患者带来更多获益。鉴于目前标准药物治疗疗效仍存在不少局限，建议鼓励患者在自愿的前提下参加与其病情相符的临床试验。

（2）特殊基因变异：对于 *BRAF V600E*、HER2 扩增、KRAS G12C、POLE/POLD1 非同义突变等特殊分子

类型的结直肠癌，国外研究显示对应的药物治疗具有一定疗效[56-58]。首先推荐此类患者参加与其对应的临床研究，也可考虑在有经验的肿瘤内科医生指导下尝试针对特殊靶点的治疗。

六、结直肠癌放射治疗

（一）结直肠癌放射治疗适应证

直肠癌放疗或放化疗的主要模式为新辅助/辅助治疗、根治性治疗、转化性治疗和姑息治疗。

新辅助放疗的适应证主要针对Ⅱ～Ⅲ期中低位直肠癌（MRI评估肿瘤距肛缘＜12 cm），包括长程放化疗（concurrent chemoradiation，CRT）或短程放疗（short-course concurrent chemoradiation，SCRT）联合化疗。对于具有高危复发因素的Ⅱ～Ⅲ期直肠癌，或者为保留肛门括约肌需增加肿瘤退缩或争取观察等待策略者，推荐放化疗或短程放疗联合巩固化疗[59-61]，或采用全程新辅助治疗（total neoadjuvant therapy，TNT）模式[62-63]。对于中低风险、肿瘤负荷较小的Ⅱ～Ⅲ期直肠癌、MRI或超声内窥镜诊断的可手术切除的T_3期直肠癌，可以采取长程放化疗后间隔5～12周接受根治性手术，或者短程放疗联合即刻根治性手术（在放疗完成后1周内手术）或继续化疗8周后手术；辅助放疗主要推荐用于未行新辅助放疗、术后病理分期为Ⅱ～Ⅲ期且为高危局部复发的直肠癌患者。不具备放疗设备和条件的医疗单位，对需要术前或术后放疗的患者，应推荐至有放疗设备和条件的医疗单位做放疗。

低位直肠癌有强烈保肛意愿的患者，可建议先放化疗，如果肿瘤对放化疗敏感，达到临床完全缓解，可考虑等待观察的治疗策略（详见第 5 点）；未达临床完全缓解，建议行根治性手术。对于复发/转移但具有根治机会的直肠癌患者，如直肠病灶局部复发且切除困难，在之前未接受放疗的前提下，可考虑局部放疗使之转化为可切除病灶再行手术切除；直肠癌患者姑息放疗的适应证为肿瘤局部区域复发和（或）远处转移灶，或某些不能耐受手术者，无法通过放疗和综合治疗达到治愈效果。结肠癌姑息切除手术后，置标记，也可考虑术后放疗。

1. Ⅰ期直肠癌放疗

Ⅰ期直肠癌手术保留肛门括约肌有困难、患者有强烈保肛意愿者，与患者进行充分沟通后行放化疗，后根据疗效由 MDT 评估选择等待观察或手术。Ⅰ期直肠癌局部切除术后，有高危因素者，推荐行根治性手术（高危因素详见外科部分）；如因各种原因无法进一步行根治性手术，或低位直肠癌需要进一步行腹会阴联合切除术、患者有强烈保肛意愿者，可行同步放化疗之后给予等待和观察。

2. Ⅱ～Ⅲ期直肠癌新辅助放化疗

临床诊断为Ⅱ～Ⅲ期直肠癌，局部检查首选直肠 MRI（见"诊断技术与应用"）；如果患者不能接受 MRI 检查，推荐行直肠腔内超声检查。推荐根据肿瘤位于直肠的位置，并结合 MRI 提示的复发危险度进行分层治疗，推荐术前新辅助放化疗，而非术后放疗。具体见表 10。

表 10　Ⅱ～Ⅲ期直肠癌新辅助放化疗分层治疗推荐

Ⅱ～Ⅲ期直肠癌复发危险度分层	处理方式	推荐级别
低危组，满足以下全部条件： 中 / 高位 $cT_{3a/b}$ cN_0/ 高位 cN_1 MRF（−）； EMVI（−）	直接行 TME 手术； TME 手术质量评估； 根据手术病理决定术后辅助治疗	推荐
	如外科无把握做到高质量 TME 手术，行术前 CRT 联合延迟手术 / SCRT 联合即刻手术	推荐
中危组，MRF（−）且满足以下任一条或多条： 低位 $cT_{3a/b}$，未累及肛提肌； $cN_{1\sim2}$（无结外种植）； EMVI（−）	术前 CRT 联合延迟手术 /SCRT 联合即刻手术	推荐
高危组，MRF（−）且满足以下任一条或多条： $cT_{3c/d}$ 或极低位，未累及肛提肌； $cN_{1\sim2}$（结外种植）； EMVI（＋）	术前 CRT /SCRT 序贯化疗后延迟手术	推荐
极高危组，满足以下任一条或多条： MRF（＋）； cT_4； 肛提肌受侵； 侧方淋巴结（＋）	术前 CRT /SCRT 序贯化疗后延迟手术 / 新辅助化疗序贯 CRT 后延迟手术 / TNT 模式	推荐
体弱及老年患者或不能耐受 CRT 的严重合并症者	SCRT 后延迟手术	推荐
手术保留肛门括约肌有困难、患者有强烈保肛意愿者	同步放化疗 + 序贯化疗 /短程放疗 + 序贯化疗后根据疗效评估决定手术 / 等待观察	推荐

注：TME，全直肠系膜切除术；MRF，直肠系膜筋膜；EMVI，肠壁外血管侵犯；CRT，长程同步放化疗；SCRT，短程放疗。

3. 新辅助免疫治疗

对于 dMMR/MSI-H 直肠癌，与患者进行充分沟通后行 PD-1/PD-L1 免疫检查点抑制剂治疗，根据疗效评估决定是否进行放化疗和手术[46-47, 64-65]。对于 pMMR/MSS 直肠癌，目前国内外多项前瞻性Ⅰ～Ⅱ期研究显示放疗联合 PD-1/PD-L1 抑制剂增加了肿瘤退缩和 pCR/cCR 率，对于符合新辅助治疗适应证的 pMMR/MSS 直肠癌患者，可推荐放疗联合免疫治疗临床研究[66-67]。

4. 直肠癌辅助放化疗

术前诊断为Ⅰ期或因各种原因未行新辅助放化疗、术后病理诊断为Ⅱ～Ⅲ期的直肠癌，依据全直肠系膜切除术（total mesorectal excision，TME）手术质量、环周切缘（circumferential resection margin，CRM）状态、肿瘤距肛缘距离等予以分层治疗推荐，具体见表 11。

表 11　Ⅱ～Ⅲ期直肠癌辅助放化疗分层治疗推荐

Ⅱ～Ⅲ期直肠癌术后复发危险度分层	处理方式	推荐级别
满足以下任一条件： 低位 $T_{3\sim4}N_0$； CRM+； pN+； 肿瘤沉积（TDs）； 神经浸润 +TME 质量差 / 直肠系膜缺损 / 无法评价 TME 手术质量。	术后同步放化疗	推荐
满足以下全部条件： 中高位 $T_{3\sim4a}N_0$； CRM-； pN_0； 神经浸润 - TME 质量好 / 直肠系膜光滑完整。	术后同步放化疗	不建议

注：TME，全直肠系膜切除术；CRM，环周切缘；MRF，直肠系膜筋膜；EMVI，肠壁外血管侵犯。

5.等待观察策略

对于保留肛门括约肌有困难的低位直肠癌（cT_1N_0，cT_2N_0，$cT_{3\sim4}$ 或 N^+），如患者有强烈保肛意愿，建议行术前同步放化疗，推荐放疗先行、联合巩固化疗的组合顺序，有利于取得更高的肿瘤退缩率和器官保留率[59-60]。如果放化疗后获得临床完全缓解（cCR）可采取等待观察策略[68-69]。cCR 的评价时间建议在同步放化疗后 8～12 周，对于接受间隔期巩固化疗或 TNT 治疗方案者，酌情延长至 16～24 周。并且建议每 2～3 个月随访，持续 2 年，后续随访频率参考术后患者。cCR 的评价项目强烈推荐包括直肠指诊、肠镜、直肠 MRI，所有项目均需达到 cCR 评判标准，具体见表 12。

表 12　临床完全缓解（cCR）评判标准

评价项目	临床完全缓解（cCR）标准
直肠指诊	未触及明确肿物，肠壁柔软。
内窥镜	未见明确肿瘤残存，原肿瘤区域可仅见黏膜白斑和 / 或毛细血管扩张。
盆腔 MRI	T_2WI 显示瘤床区域未见明确肿瘤信号且无可疑淋巴结；DWI b 值为 800～1000 时，无肿瘤高信号且 ADC 图无低信号。

6.Ⅳ期直肠癌

对于同时性转移性直肠癌，针对原发肿瘤的局部治疗和针对远处转移的全身治疗都是必须的，应在 MDT 框架下进行讨论，根据原发灶和转移瘤对健康威胁程度、可切除性、复发风险等，安排局部和全身治疗的顺序，采用系统治疗 ± 原发病灶放疗或手术切除等局部治疗；对于异时性转移性直肠癌，由 MDT 讨论决定是否针对转移病灶进行局部毁损性治疗（包括手术、射频消融、立体定向放疗等）或姑息减症放疗。

7. 局部区域复发直肠癌

局部区域复发患者，若既往未接受盆腔放疗，建议行术前同步放化疗，放化疗后重新评估，并争取手术切除；若既往接受过盆腔放疗，应谨慎评估二程放疗的高风险，建议多学科会诊决定治疗方案。

（二）直肠癌放射治疗规范

根据医院具有的放疗设备选择不同的放射治疗技术，推荐采用调强放疗或三维适形放疗技术，有条件的单位可考虑应用容积旋转调强技术，在兼顾最优化的剂量分布同时显著缩短治疗时间，减少患者在治疗过程中的位移误差。局部加量可采用术中放疗、腔内照射或外照射技术。放射性粒子植入治疗不推荐常规应用。

1. 三维及调强照射放疗定位

（1）定位前准备：推荐定位前 1 小时排空膀胱后饮水 800 ～ 1000 mL 以使膀胱充盈，并排空大便。

（2）体位和体膜固定：可采用仰卧位或俯卧位，热塑体膜固定。

（3）模拟 CT：CT 扫描的范围建议上界自第 2 ～ 3 腰椎水平，下界至股骨上中 1/3 段，层厚 3 ～ 5 mm，建议患者在不过敏的前提下行静脉造影增强扫描，以清楚显示肿瘤和血管。接受术前放疗者，推荐有条件的医疗中心同时应用 MRI 定位。CT/MRI 融合有助于明确肿瘤范围，以便更精确地进行靶区勾画。

2. 照射范围及靶区定义

GTV 指通过临床检查手段确定的大体肿瘤，包括 GTVp 直肠原发肿瘤和肠壁 EMVI 以及 GTVnd 阳性淋巴结；CTV（临床靶区）包括 GTV，以及原发肿瘤高危复发区域和区域淋巴引流区，必须进行照射；PTV（计划靶区）由 CTV 外扩形成，包括 CTV 本身，并涵盖照射中器官运动和日常摆位等不确定因素。

（1）原发肿瘤高危复发区域包括肿瘤/瘤床、直肠系膜和骶前区。放射野推荐包括肿瘤/瘤床及 $\geqslant 1 \sim 2$ cm 的安全边缘。

（2）区域淋巴引流区包括直肠系膜区、髂内血管淋巴引流区和闭孔血管淋巴引流区。对于髂外血管淋巴引流区明确存在淋巴结转移的情况建议行髂外血管淋巴引流区照射，T_4 肿瘤侵犯前方结构时可考虑照射髂外血管淋巴引流区（仅肛提肌受侵时不包括）。

（3）有肿瘤和（或）残留者，给予盆腔照射+高危复发区域加量照射，可采用同步加量放疗（SIB-IMRT）或盆腔照射后局部缩野加量照射，同时需慎重考虑肠道受照射剂量。

（4）危及器官定义：盆腔内的小肠、结肠、膀胱、双侧股骨头、男女外生殖器、男性尿道球部和女性会阴为直肠癌术前/术后放疗区域内的危及器官，也需要注意对于髂骨骨髓的保护，建议勾画并给予照射剂量与体积的限定。注意与患者沟通告知放射治疗对于生育功能和性功能的影响，建议有生育需求的患者进行生殖医学咨询。

（5）盆腔复发病灶的放疗：既往无放疗病史，建议行复发肿瘤及高危复发区域放疗，可考虑肿瘤局部加量放疗。既往有放疗史，根据情况决定是否放疗。如行放疗，主要针对大体肿瘤及 ≥ 1 ～ 2 cm 安全边界，可考虑包括临近的高危区域，再程放疗剂量分割推荐见后述。

（6）早期直肠癌的根治性放疗：早期肠癌因浸润范围小、淋巴结转移率低，在包括肿瘤 ≥ 1 ～ 2 cm 的安全边缘、直肠系膜区和骶前区的基础上，可考虑适当缩小预防性照射范围[70]。

（7）具体的靶区勾画与危及器官定义，参考放射治疗专业书籍。

3. 放射治疗剂量及分割模式

无论使用调强放疗还是三维适形放疗等技术，都必须有明确的照射剂量定义方式，必须应用体积剂量定义方式。

术前新辅助放疗分割模式：术前新辅助放疗主要有两种剂量分割模式。①短程放疗模式，即推荐原发肿瘤和高危区域给予 5 Gy × 5 次放疗。短程放疗后可以 1 周内进行手术，或序贯化疗后再进行手术。短程放疗序贯化疗有较好的肿瘤退缩，并且对系统治疗时间影响较小，适用于中高危险度局部晚期直肠癌患者；手术保留肛门括约肌有困难、患者有强烈保肛意愿的中低位直肠癌可考虑短程放疗序贯化疗的方法。短程放疗 + 即刻 TME 手术的方法不适合于 MRF 阳性或 T_4 的直肠癌患者（即初始不能达到 R_0 切除或无法切除的局部晚期直肠癌），该模式主要应用于肿瘤负荷较低的中低危险度局部晚期直肠癌患者，并且必须经过多学科小组讨论，与外科手术医生充分的沟通（放疗与手术时间的衔接）。②长程放化疗模式，推荐对原发肿瘤和高危区域照射 DT 45 ～ 50.4 Gy，每次 1.8 ～ 2.0 Gy，共 25 ～ 28 次；放疗过程中同步化疗包括 5-FU 单药、卡培他滨单药或卡培他滨联合伊立替康双药方案[71]。长程放化疗模式有利于肿瘤的充分退缩，主要适用于Ⅱ～Ⅲ期直肠癌患者。Ⅰ期中低位直肠癌手术保留肛门括约肌有困难、患者有强烈保肛意愿者也可进行长程放化疗，以争取 cCR 后观察等待。目前国内外已有前瞻性Ⅱ期研究显示早中期（T_1 ～ $T_{3b}N_0M_0$）直肠癌采用放化疗联合局部切除，或放疗局部加量（包括内、外照射加量）可取得较高的 CR 率和器官保留率[72]，早中期低位直肠癌患者也可考虑加入相应临床研究。③术前放疗如采用其他剂量分割方式，有效生物剂量（biologically effective dose，BED）必须 ≥ 30 Gy。④对于侧方淋巴结有转移患者，新辅助放疗之后建议根据侧方淋巴结退缩情况选择是否手术清扫；如因各种原因无法行侧方淋巴结清扫，目前无高级别循证医学证据支持，可考虑新辅助放化疗时对转移侧方淋巴结进行加量放疗。

术后辅助放化疗剂量：对于术前未行放疗的Ⅱ～Ⅲ期患者，推荐术后对瘤床和高危区域给予 45 ～ 50.4 Gy，每次 1.8 ～ 2.0 Gy，共 25 ～ 28 次；放疗过程中同步给予 5-FU 或卡培他滨单药化疗。对于术后有肿瘤残存或切缘阳性者，建议行二次手术；如果不能行二次手术或患者拒绝二次手术者，建议在盆腔照射后局部缩野追加照射剂量 10 ～ 15 Gy，有肠管在靶区内的情况下不推荐同步加量的方式；并且必须考虑肠道受照射剂量，尤其是放射野内的小肠 / 结肠的剂量（Dmax $\leqslant$ 50 ～ 55 Gy，V45 $\leqslant$ 65 cc，V40 $\leqslant$ 100 cc，V35 $\leqslant$ 180 cc）。

盆腔复发再程放疗剂量：缺乏高级别循证医学证据，可采用超分割放疗以减轻晚反应毒性[73-74]，每次 1.2 ～ 1.5 Gy，每天照射 2 次；或每次 1.8 Gy，每天照射 1 次；总剂量 30 ～ 40 Gy；主要目的在于提高切除率、增加肿瘤局部控制以及姑息减症。再程放疗中正常组织限量缺乏共识，可考虑应用调强技术以尽可能降低肠道受照剂量。

4. 新辅助放疗与手术间隔时间推荐

新辅助放疗与手术间隔时间根据新辅助放疗的疗程进行不同的推荐。

早期研究采用短程放疗（5 Gy×5）后 1 周内手术（短程放疗即刻手术模式）或 6 ～ 8 周后手术（短程放疗延迟手术模式）。长程放化疗后建议 5 ～ 12 周手术。

近年来多项随机对照研究显示间隔期化疗可增加肿瘤退缩、降低复发转移，对于具有高危复发因素的 Ⅱ ～ Ⅲ 期直肠癌，或者为保留肛门括约肌需增加肿瘤退缩或争取观察等待策略者，推荐放化疗或短程放疗联合巩固化疗，或采用 TNT 模式，间隔期酌情延长至 16 ～ 24 周[59-63]。

（三）直肠癌放化疗联合的原则

1. 同步化疗的方案

（1）长程放疗期间同步化疗方案推荐氟尿嘧啶类单药，或卡培他滨联合伊立替康双药联合方案[71]，具体如下。

①卡培他滨 825 mg/m^2，每天 2 次，每周 5 天，建议放疗日口服。

② 5-FU 225 mg/（m^2·d），放疗期间持续静脉滴注，每天 24 小时，每周 5～7 天。

③ 5-FU 400 mg/（m^2·d）+LV 20 mg/（m^2·d），在放疗第 1 周和第 5 周的第 1～4 天静脉推注。

④联合方案：卡培他滨 625 mg/m^2，每天 2 次，每周 5 天，放疗日口服；采用 *UGT1A1* 基因分型指导伊立替康给药剂量，基因分型 *UGT1A1*1*1*（6/6 型）或 *UGT1A1*1*28*（6/7 型）患者推荐伊立替康的剂量分别为 80 mg/m^2，每周 1 次；65 mg/m^2，每周 1 次。

（2）临床应用不建议贝伐珠单抗、西妥昔单抗、帕尼单抗等靶向药物加入直肠癌术前同步放化疗中。

（3）短程放疗不建议同期应用化疗及靶向治疗药物。

2. 同步放化疗或短程放疗与手术间隔期化疗的模式

局部晚期直肠癌，特别是疗前评估 MRF 阳性或 T$_{4b}$ 或侧方淋巴结转移的患者，在长程同步放化疗或短程放疗之后序贯化疗，以增加肿瘤退缩的程度，之后再进行手术。化疗方案可采用 FOLFOX、CapeOx、Xeliri 或卡培他滨单药方案，建议间隔期化疗 2 ～ 6 个疗程。三药方案 FOLFIRINOX 可考虑用于希望争取最大程度缩瘤以实现保肛者[63]。

3. 术后辅助放化疗和辅助化疗的顺序

Ⅱ ～ Ⅲ期直肠癌根治术后，需要追加盆腔放疗者，推荐先行同步放化疗再行辅助化疗或先行 1 ～ 2 个周期辅助化疗、同步放化疗再辅助化疗的夹心治疗模式。对于切缘阴性，且 pN_2 的患者，也可以考虑先行辅助化疗再行同步放化疗模式。

（四）结直肠癌转移病灶的放射治疗

结直肠癌转移灶的放射治疗推荐多个学科的医生共同讨论，最终制定出最合理的治疗方案。一般根据以下 4 个方面判断：①转移灶大小、个数、具体部位；②患者接受其他治疗的情况；③转移器官，如肝脏本身的功能状态；④其他部位肿瘤的控制情况。结直肠癌转移灶的放射治疗主要的获益是可以减轻局部症状，起到局部控制作用。与手术、射频消融等其他局部治疗相比，放疗具有无创、安全性高的优势；立体定向放疗（stereotactic body radiation therapy，SBRT）又称立体定向消融放疗（stereotactic ablative radiotherapy，SABR）在 BED 高于 100 Gy 时可取得和手术类似的治疗效果，对于靠近心脏、大血管的病灶考虑首选立体定向放疗。

七、肝转移的治疗

（一）初始可达到根治性切除的结直肠癌肝转移

1. 同时性肝转移是指结直肠癌确诊前或确诊时发现的肝转移，而结直肠癌根治术后发生的肝转移称为异时性肝转移。

2. 推荐所有肝转移患者接受多学科协作治疗，以争取无瘤状态（no evidence of disease，NED）为目标。

（1）新辅助化疗

①初始可根治性切除的同时性肝转移：在原发灶无出血、梗阻或穿孔，且肝转移灶切除有技术困难，有清除后复发高危因素时推荐术前化疗，化疗方案见内科治疗。

②可根治性切除的异时性肝转移：原发灶切除术后未接受过化疗，或化疗 12 个月以前已完成，且肝转移灶有清除后复发高危因素时可采用术前化疗，化疗方案见内科治疗；肝转移发现前 12 个月内接受过化疗的患者，可直接切除肝转移灶。

（2）肝转移灶清除后达到 NED 的患者推荐根据术前治疗情况及术后病理在 MDT 讨论下决定是否行术后辅助化疗。

3. 局部治疗

（1）肝转移灶手术的适应证

①结直肠癌原发灶能够或已经根治性切除。

②肝转移灶可切除，且具备足够的肝脏功能。

③患者全身状况允许，无肝外转移病灶；或仅并存肺部结节性病灶。

（2）肝转移灶手术的禁忌证

①结直肠癌原发灶不能取得根治性切除。

②出现不能切除的肝外转移病灶。

③预计术后残余肝脏容积不足。

④患者全身状况不能耐受手术。

（3）手术治疗原则

①同时性肝转移如条件许可，可达到根治性切除的，建议结直肠癌原发灶和肝转移灶同步切除。

②术前评估不能满足原发灶和肝转移灶同步切除条件的同时性肝转移：a. 先手术切除结直肠癌原发病灶，肝转移灶的切除可延至原发灶切除后3个月内进行。b. 急诊手术不推荐结直肠癌原发灶和肝脏转移病灶同步切除。

③结直肠癌根治术后发生了肝转移，既往结直肠癌原发灶为根治性切除且不伴有原发灶复发，肝转移灶能完全切除且肝切除量＜70%（无肝硬化者），应当予以手术切除肝转移灶。

④肝转移灶切除术后复发达到手术条件的，可进行2次、3次甚至多次的肝转移灶切除。

（4）手术方式选择

①肝转移灶切除后至少保留3根肝静脉中的1根且残肝容积≥40%（同时性肝切除）或≥30%（异时性肝切除）。转移灶的手术切除应符合 R_0 原则，切缘至少＞1 mm。

②如是局限于左半或右半肝的较大肝转移灶且无肝硬化者，可行规则的半肝切除。

③建议肝转移手术时采用术中超声或超声造影检查，有助于发现术前影像学检查未能诊断的肝转移病灶。

④应用门静脉选择性的栓塞（portal vein embolization，PVE）或结扎（portal vein ligation，PVL）可以使肝转移灶切除术后预期剩余肝脏代偿性增大，增加手术切除的可能。

⑤联合肝脏离断和门静脉结扎的二步肝切除术（associating liver partition with portal vein ligation for staged hepatectomy，ALPPS）可使残留肝脏的体积在较短时间内明显增大而获得更多Ⅱ期肝切除的机会，但此手术复杂，并发症及死亡率均高于传统肝切除。

（5）射频消融和微波消融

射频消融也是根除肝转移灶的治疗手段之一，但局部复发率较高。一般要求接受射频消融的转移灶最大直径＜3 cm，且一次消融最多3枚。对于肝转移切除术中预计残余肝脏体积过小时，也建议对剩余直径＜3 cm 的转移灶联合射频消融治疗。

微波消融的指征与射频消融相似，但由于微波的传导不受组织干燥碳化的限制，可使肿瘤内部在较短的时间内就可产生较高的温度和更大的消融带，肿瘤细胞的坏死可能更彻底。

（6）体部立体定向放疗（SBRT）

SBRT 是肝转移灶可选的根治性治疗手段之一，给予病灶高精度、高剂量照射，是一种无创、耐受性好且有效的治疗手段。推荐肝转移灶接受 SBRT 的指征包括：

①患者一般情况好，疾病控制稳定，预期生存期≥ 3 个月。

②正常肝组织体积＞ 700 mL。

③ Child-Pugh 分级 A 或 B。

推荐对于大多数肝转移灶，尤其是直径≤ 3 cm 者，在安全的前提下，BED 高于 100 Gy。SBRT 慎用于与空腔脏器如小肠、胃、十二指肠等紧密相邻的肝转移灶。开展肝转移灶 SBRT 治疗建议使用图像引导技术和呼吸控制技术。

（二）潜在可切除肝转移的治疗

必须经过 MDT 讨论制定治疗方案，建议全身化疗 ± 靶向药物或其他治疗后再次评估，转化为可切除肝转移，按可切除治疗方案处理，仍为不可切除的，参考"内科治疗"章节中"复发 / 转移结直肠癌化疗"的内容。

（三）不可切除肝转移的治疗

1. 原发灶的处理

（1）结直肠癌原发灶无出血、梗阻症状或无穿孔时可以行全身化疗，也可选择先行切除结直肠癌的原发病灶，继而进一步治疗。对于结直肠癌原发灶无出血、梗阻症状或无穿孔时合并始终无法切除的肝 / 肺转移的患者是否必须切除原发灶目前仍有争议。

（2）结直肠癌原发灶存在出血、梗阻症状或穿孔时，应先行切除结直肠癌原发病灶，继而全身化疗，见内科姑息治疗。治疗后每6～8周予以评估，决定下一步治疗方案。

2. 消融治疗

消融治疗包括射频消融和微波消融，推荐在以下情况是应用：①一般情况不适宜或不愿意接受手术治疗的可切除结直肠癌肝转移患者；②预期术后残余肝脏体积过小时，可先切除部分较大的肝转移灶，对剩余直径小于3 cm 的转移病灶进行射频消融。

3. 放射治疗

对于无法手术切除的肝转移灶，若全身化疗、动脉灌注化疗或射频消融治疗无效，可考虑放射治疗（指征同上）。

八、肺转移的治疗

由于肺转移灶数量、位置、大小、原发灶控制情况、肺以外的其他转移及基因分型等多种因素均影响其预后与治疗决策，因此需要在 MDT 讨论的模式下进行综合治疗。治疗手段包括全身系统治疗、根治性局部治疗（如 R_0 手术切除、SBRT、消融术等）和局部姑息性治疗。MDT 讨论应结合患者临床特点和医疗资源可及性，确定治疗目的，从而制定合理有序的综合治疗策略；在治疗过程中，要关注肿瘤的生物学行为、对治疗的反应及肺外转移病灶情况，及时调整治疗预期和方案。

（一）可切除肺转移的治疗

1. 新辅助及辅助治疗

参见结直肠癌肝转移的相关规范，但目前对于肺转移灶切除后是否需行化疗仍有争议。

2. 局部治疗

影像学的诊断可以作为手术的依据，不需要组织病理及经皮针刺活检证据。当影像学提示转移灶不典型等其他病情需要时，应通过组织病理对转移灶加以证实，或密切观察加以佐证。

（1）手术治疗原则

①原发灶必须能根治性切除（R_0）。

②肺外有不可切除病灶不建议行肺转移病灶切除。

③肺切除后必须能维持足够功能。

④某些患者可考虑分次切除。

⑤肺外有可切除转移病灶，可同期或分期处理。

（2）手术时机选择

肺转移灶切除时机尚无定论，应由MDT进行决策。

①即刻手术，可以避免可切除灶进展为不可切除灶，或肿瘤播散。

②延迟手术：因肺的多发转移较常见，对单个微小结节可留3个月的窗口观察期，可能避免重复性手术。

③对于同期可切除肺及肝转移灶的患者，如身体情况允许可行同时肝、肺切除。

（3）手术方式

常用的方式为楔形切除，其次为肺段切除、肺叶切除等，必要情况下可以慎重选择全肺切除。手术技术上优先选择微创肺切除术。术前影像资料提示有同侧纵隔肺门淋巴结肿大怀疑有转移可能者，应该行纵隔肺门淋巴结的清扫或者采样评估。纳米激光切除适用于多部位或转移灶深在的患者。

肺转移灶复发率高，如复发病灶可切除，条件合适的患者可进行二次甚至多次切除，能够有效延长患者生存期。

（4）射频消融

对于转移灶小（最大直径＜3 cm），远离大血管的肺转移灶，射频消融表现出良好的局部控制率（约90%）。

（5）体部立体定向放疗（SBRT）

SBRT治疗肺转移的适应证。

①患者一般情况好，疾病控制稳定，预期生存期≥3个月。

②肺转移灶分布相对局限。

③肺功能可耐受放疗。

推荐在安全的前提下，BED高于100 Gy。中央型病灶紧邻气管、主支气管、食管、心脏或大血管时需要谨慎评估剂量分割方式和正常组织耐受剂量。开展肺转移灶SBRT治疗建议使用图像引导技术和呼吸控制技术，并注意评估肺功能。

（二）不可切除肺转移的治疗

参见结直肠癌肝转移的相关内容。

九、其他转移的治疗

（一）腹膜转移

通常腹膜转移预后较差，采用全身系统治疗（具体药物选择参见复发/转移性结直肠癌全身系统治疗章节）结合局部治疗的综合治疗方案。在有经验的肿瘤中心，根据患者肿瘤负荷、腹水情况、体力评分等因素，在多学科指导下可考虑行以下局部治疗方式：①肿瘤细胞减灭术（cytoreductive surgery，CRS）：全腹膜切除术（前壁腹膜、左右侧壁腹膜、盆底腹膜、膈面腹膜的完整切除，肝圆韧带、镰状韧带、大网膜、小网膜的切除，和肠表面、肠系膜、脏层腹膜肿瘤的剔除和灼烧）、联合脏器切除（胃、部分小肠、结直肠、部分胰腺、脾脏、胆囊、部分肝脏、子宫、卵巢等）等。②腹腔热灌注化疗（hyperthermic intraperitoneal chemotherapy，HIPEC）：联合或不联合 CRS，选择开放式或闭合式 HIPEC。

（二）卵巢转移

女性结直肠肿瘤患者可能发生卵巢转移。根据结直肠癌诊断时有无卵巢转移，分为同时性卵巢转移和异时性卵巢转移。同时性卵巢转移需要与原发性卵巢癌鉴别，尤其需要警惕伴有 CA125 和 HE4 显著升高的患者。

异时性卵巢转移多见于结直肠癌治疗后 2 年内，表现为 CA199、CEA 升高，影像提示卵巢体积增大或卵巢肿块，边界较清楚，双侧多见。

结直肠癌卵巢转移往往无明显症状，病变进展迅速，化疗疗效欠佳，首选手术治疗，建议切除双侧卵巢，术后全身系统治疗。如果卵巢转移合并其他部位转移，可行肿瘤细胞减灭术 ± HIPEC。

（三）脑转移

发生率为 0.6% ～ 3.2%，分为脑实质转移和软脑膜转移。软脑膜转移预后更差。手术和放疗仍是脑转移瘤的主要治疗方式，化疗药物并不能延长脑转移患者的总生存，故不推荐单纯化疗。手术可以缓解占位效应及瘤周水肿导致的颅高压及神经功能障碍，且可以明确病理学诊断。对于全身状况良好且颅外肿瘤控制满意的单发脑转移患者，推荐手术切除 + 全脑放射治疗（whole brain radiation，WBRT）。放疗方案也可选择 WBRT 联用立体定向放射外科治疗（stereotactic radiosurgery，SRS）。

对于多发脑转移瘤患者，如果全身肿瘤已经得到控制，在不增加新的神经功能障碍的情况下，可考虑手术切除具有占位效应的肿瘤。

除对肿瘤本身的治疗外，推荐使用糖皮质激素以减缓病灶的占位效应及继发脑水肿引起的颅高压症状。对已出现继发癫痫患者的抗癫痫治疗是必要的，但并不推荐在未出现癫痫时的预防性治疗。

（四）骨转移

骨转移瘤治疗目的是预防或处理病理性骨折、解除神经压迫，从而缓解患者症状、提高生存质量。对骨转移瘤应采用综合性治疗，包括手术、放疗、二膦酸盐类或地舒单抗药物治疗、对原发病的系统治疗（化疗、分子靶向等治疗）、止痛治疗、营养支持治疗等。

由于肿瘤病理类型直接影响着治疗方案的制定，对于有原发肿瘤病史但原发肿瘤长期不活跃的患者建议行 CT 引导下活检术；对于既往有恶性肿瘤病史，就诊时已经全身多发转移的患者，此时再出现新发脊柱病变，时间允许的条件下，也应做病理活检，因为临床上第二次手术的病理结果或分型与第一次不一致情况并不罕见。对于症状进行性加重、来不及做活检的患者可以直接手术。

在评估患者生存期后，采用长干骨 Mirels 评分系统及脊柱 SINS 评分系统、神经压迫程度，明确有无手术指征。长干骨转移手术目的是防止病理性骨折发生或恢复病理性骨折的连续性：对于皮质破坏不严重者，可用闭合性髓内钉技术；破坏广泛者应切开清除肿瘤，填充骨水泥和应用内固定；肿瘤破坏关节影响功能者可进行肿瘤型关节置换。脊柱骨转移的目的是减轻疼痛，保护神经功能，维持或重建脊柱稳定性，同时有少数肿瘤患者可能通过广泛切除而治愈。对于出现脊柱病理性骨折，但没有神经压迫且椎体后壁完整的患者，采用椎体成形术；如椎体后壁缺损可采取经皮椎弓根螺钉内固定术；

如存在脊髓压迫症状，可采用脊柱肿瘤分离手术；孤立性转移性脊柱肿瘤预计生存期超过 12 个月的患者可以采用 En-bloc 整块切除。

十、局部复发直肠癌的治疗

（一）分型

目前，局部复发的分型建议使用以下分类方法：根据盆腔受累的解剖部位分为中心型（包括吻合口、直肠系膜、直肠周围软组织、腹会阴联合切除术后会阴部）、前向型（侵及泌尿生殖系包括膀胱、阴道、子宫、精囊腺、前列腺）、后向型（侵及骶骨、骶前筋膜）、侧方型（侵犯盆壁软组织或骨性骨盆）。

（二）治疗原则

根据患者和病变的情况进行多学科全面评估：对于初始可切除患者建议进行以手术治疗为主联合围手术期放化疗的综合治疗；对于初始不可切除的患者建议行放化疗和（或）全身系统治疗，治疗后评估手术可切除性。

（三）手术治疗

1. 可切除性的评估

必须在术前评估复发病灶得到根治切除的可能性。推荐根据复发范围考虑决定是否使用术前放化疗。建议根据术中探查结果核实病灶的可切除性，必要时可行术中冰冻病理检查。

不可切除的局部复发病灶包括：

①广泛的盆腔侧壁侵犯。

②髂外血管受累。

③肿瘤侵至坐骨大切迹、坐骨神经受侵。

④侵犯第2骶骨水平及以上。

2. 手术原则

（1）推荐由结直肠外科专科医师根据患者和病变的具体情况选择适当的手术方案，并与术前放化疗、术中放疗、辅助放化疗等结合使用。

（2）推荐必要时与泌尿外科、骨科、血管外科、妇科医师等共同制订手术方案。

（3）手术探查必须由远及近，注意排除远处转移。

（4）必须遵循整块切除原则，尽可能达到 R_0 切除。

（5）术中注意保护输尿管（酌情术前放置输尿管支架）及尿道。

3. 可切除的病灶手术方式

手术方式包括低位前切除术（low anterior resection LAR）、腹会阴联合切除术（abolominal-perineal resection, APR）、Hartmann 术及盆腔清扫术等。

（1）中心型：建议行 APR 以保证达到 R0 切除；既往行保肛手术的在病变较为局限的情况下可考虑 LAR。APR 术后会阴部术野复发如病变局限可考虑行经会阴或经骶切除术。

（2）前向型：患者身体情况可以耐受手术，可考虑切除受侵犯器官，行后半盆清扫或全盆脏器切除术。

（3）侧向型：切除受累及的输尿管、髂内血管以及梨状肌。

（4）后向型：腹骶联合切除受侵骶骨。会阴部切口可使用大网膜覆盖或一期缝合。必要时使用肌皮瓣或生物材料补片。对于部分低位的 APR 术后复发且肿瘤巨大的患者，可考虑行腹会阴再次切口联合根治术；必要时可切除部分骶骨以便更好的手术显露。

（四）放射治疗原则

对于既往未接受过盆腔放疗的患者，推荐行术前同步放化疗（尽量在放疗前取得复发病灶的病理），再考虑行手术；局部病灶可切除者，也可考虑先行手术，然后再考虑是否行术后放化疗。既往接受过盆腔放疗的患者，再程放疗的实施原则见结直肠癌放射治疗适应证和放射治疗规范部分。

（五）内科药物治疗原则

初始可切除的复发患者，根据患者既往放化疗病史，决定围手术期药物治疗方案。

初始不可切除复发患者，根据既往放疗病史及治疗目标，MDT 讨论下决定放化疗和（或）全身系统治疗。治疗后，MDT 讨论再次评估手术可切除性。

十一、肠造口康复治疗

（一）人员、任务、架构

有条件的医院推荐配备造口治疗师（专科护士）。造口治疗师的职责包括所有造口（肠造口、胃造口、尿路造口、气管造口等）术前术后的护理、复杂伤口的处理、大小便失禁的护理、开设造口专科门诊、联络患者及其他专业人员和造口用品商、组织造口联谊会并开展造口访问者活动。

（二）术前心理治疗

推荐向患者充分解释有关的诊断、手术和护理知识，让患者接受患病的事实，并对即将发生的事情有全面的了解。

（三）术前造口定位

推荐术前由医师、造口治疗师、家属及患者共同选择造口部位。

1. 要求：患者自己能看到，方便护理；有足够的粘贴面积；造口器材贴于造口皮肤时无不适感觉。

2. 常见肠造口位置见图6。

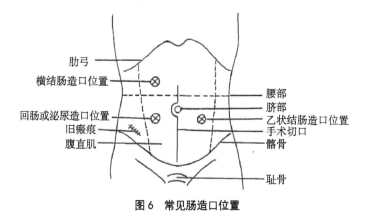

图 6　常见肠造口位置

（四）肠造口术后护理

1. 术后要注意观察造口的血运及有无回缩等情况。

2. 选择造口用品的标准应当具有轻便、透明、防臭、防漏和保护周围皮肤的性能，患者佩戴合适。

3. 保持肠造口周围皮肤的清洁干燥。长期服用抗生素、免疫抑制剂和激素的患者，应当特别注意肠造口部位真菌感染。

十二、随访

结直肠癌治疗后推荐定期随访。

1. 病史和体检及 CEA、CA19-9 监测，每 3 个月 1 次，共 2 年，然后每 6 个月 1 次，总共 5 年，5 年后每年 1 次。

2. 常规建议在切除后的前 5 年每年进行胸部、腹部和盆腔 CT 扫描[16]。但对于直肠癌术后患者，有条件者优先选择直肠 MRI 随访[17-18]。胸腹 / 盆 CT 或 MRI 每半年 1 次，共 2 年，然后每年 1 次，共 5 年。

3. 术后 1 年内行肠镜检查，如有异常，1 年内复查；如未见息肉，3 年内复查；然后 5 年 1 次，随诊检查出现的结直肠腺瘤均推荐切除。如术前肠镜未完成全结肠检查，建议术后 3 ～ 6 个月行肠镜检查。

4. PET-CT 不是常规推荐的检查项目，对已有或疑有复发及远处转移的患者，可考虑 PET-CT 检查，以排除复发转移。

附录　诊疗流程图

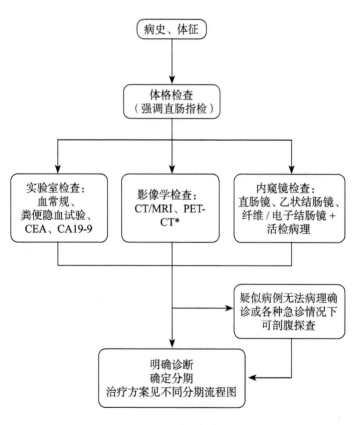

*PET-CT 不常规推荐。

附图 1　结直肠癌的诊断流程

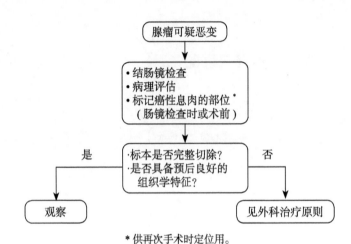

附图 2　腺瘤恶变的处理流程

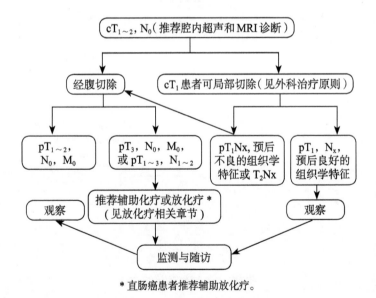

附图 3　Ⅰ期结直肠癌的处理流程

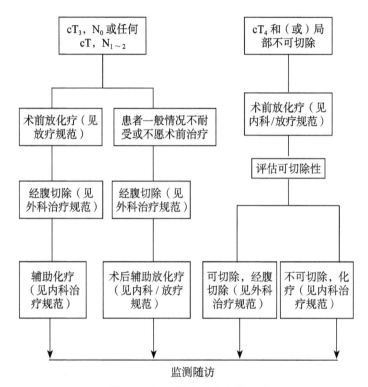

附图4 II / III期直肠癌处理流程

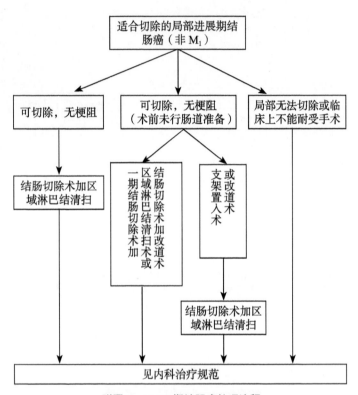

附图5　Ⅱ／Ⅲ期结肠癌处理流程

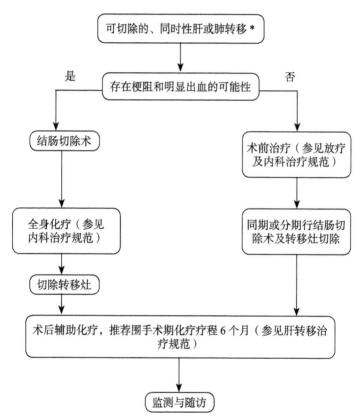

可切除的、同时性肝或肺转移 *

是 / 否

存在梗阻和明显出血的可能性

结肠切除术

术前治疗（参见放疗及内科治疗规范）

全身化疗（参见内科治疗规范）

同期或分期行结肠切除术及转移灶切除

切除转移灶

术后辅助化疗，推荐围手术期化疗疗程 6 个月（参见肝转移治疗规范）

监测与随访

* 注：检测肿瘤 *KRAS*、*NRAS*、*BRAF* 基因状态及 MSI/MMR 状态。

附图 6　可切除的同时性肝、肺转移处理流程

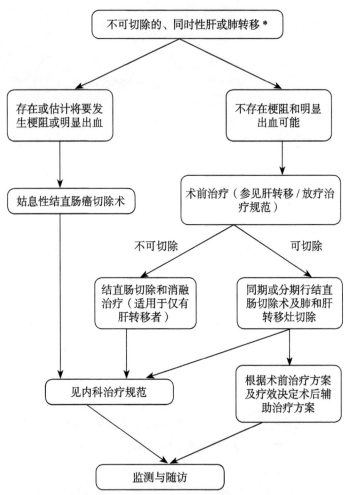

*注：检测肿瘤 *KRAS*、*NRAS*、*BRAF* 基因状态及 MSI/MMR 状态。

附图 7　不可切除的同时性肝、肺转移处理流程

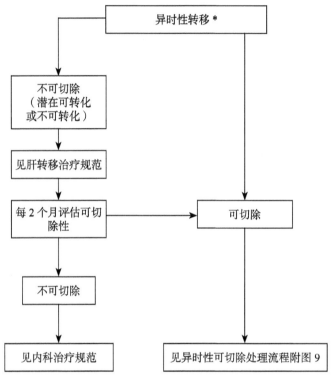

*注：检测肿瘤 *KRAS*、*NRAS*、*BRAF* 基因状态及 MSI/MMR 状态。

附图 8 异时性转移的结直肠癌处理流程

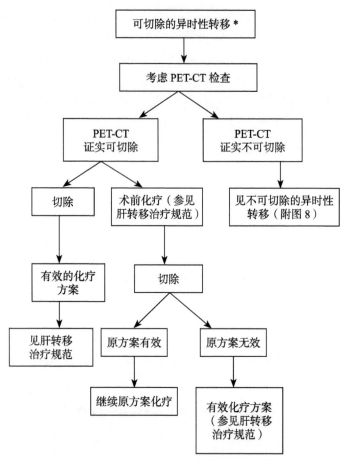

*注：检测肿瘤 *KRAS*、*NRAS*、*BRAF* 基因状态及 MSI/MMR 状态。

附图 9　可切除异时性转移的结直肠癌处理流程

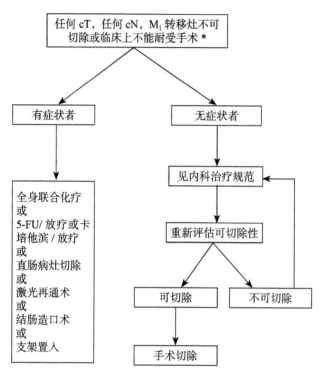

* 注：检测肿瘤 *KRAS*、*NRAS*、*BRAF* 基因状态及 MSI/MMR 状态。

附图 10　转移灶不可切除的结直肠癌处理流程

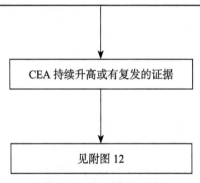

- 病史和体检，每3个月1次，共2年，然后每6个月1次，总共5年，5年后每年1次
- 监测 CEA*、CA19-9，每3个月1次，共2年，然后每6个月1次，总共5年，5年后每年1次
- 腹/盆超声、胸片每3～6个月1次，共2年，然后每6个月1次，总共5年，5年后每年1次
- 腹/盆 CT 或 MRI 每年1次
- 术后1年内行肠镜检查，如有异常，1年内复查；如未见息肉，3年内复查；然后5年1次，随诊检查出现的大肠腺瘤均推荐切除
- PET-CT 不是常规推荐的检查项目

CEA 持续升高或有复发的证据

见附图 12

附图 11　监测与随访流程

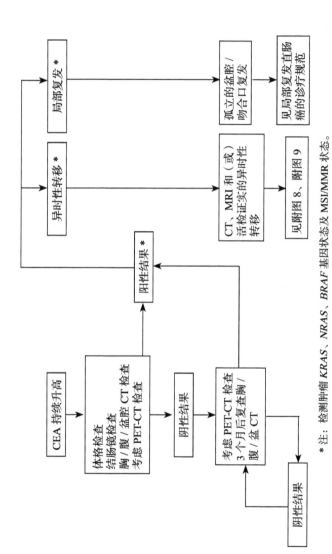

附图 12 复发转移处理流程

* 注：检测肿瘤 KRAS、NRAS、BRAF 基因状态及 MSI/MMR 状态。

参考文献

[1] SUNG H, FERLAY J, SIEGEL R L, et al. Global cancer statistics 2020：GLOBOCAN estimates of incidence and mortality worldwide for 36 cancers in 185 countries. [J]. CA Cancer J Clin, 2021, 71（3）：209-249.

[2] 朱云峰，陈晓飞. 粪便隐血试验与 SDC2 基因甲基化检测在结直肠癌筛查中的效果评价 [J]. 中国肿瘤，2022，31（9）：5.

[3] LE C Q, LIU C C, HU Y T, et al. Interpretation of updated guidelines for colorectal cancer screening in average-risk individuals in the United States [J]. Zhonghua Wei Chang Wai Ke Za Zhi, 2022, 25（9）：826-833.

[4] 中国抗癌协会家族遗传性肿瘤专业委员会，丁培荣，姜武，等 . 中国家族遗传性肿瘤临床诊疗专家共识（2021 年版）（4）—家族遗传性结直肠癌 [J]. 中国肿瘤临床，2022，49（1）：1-5.

[5] Diagnosis and Treatment Guidelines for Colorectal Cancer Working Group C. Chinese Society of Clinical Oncology（CSCO）diagnosis and treatment guidelines for colorectal cancer 2018（English version）[J]. Chin J Cancer Res, 2019, 31（1）：117-134.

[6] LI J, YUAN Y, YANG F, et al. Expert consensus on multidisciplinary therapy of colorectal cancer with lung metastases（2019 edition）[J]. J Hematol Oncol, 2019, 12（1）：16.

[7] BEETS-TAN R G H, LAMBREGTS D M J, MAAS M, et al. Magnetic resonance imaging for clinical management of rectal cancer：updated recommendations from the 2016 European

Society of Gastrointestinal and Abdominal Radiology (ESGAR) consensus meeting [J]. Eur Radiol, 2018, 28 (4): 1465-1475.

[8] ROULEAU FOURNIER F, MOTAMEDI M A K, BROWN C J, et al. Oncologic outcomes associated with MRI-detected extramural venous invasion (mrEMVI) in rectal cancer: a systematic review and meta-analysis [J]. Ann Surg, 2022, 275 (2): 303-314.

[9] HOENDERVANGERS S, BURBACH J P M, LACLE M M, et al. Pathological complete response following different neoadjuvant treatment strategies for locally advanced rectal cancer: a systematic review and meta-analysis [J]. Ann Surg Oncol, 2020, 27 (11): 4319-4336.

[10] PARK S H, CHO S H, CHOI S H, et al. MRI assessment of complete response to preoperative chemoradiation therapy for rectal cancer: 2020 cuide for Practice from the Korean Society of Abdominal Radiology [J]. Korean J Radiol, 2020, 21 (7): 812-828.

[11] MUADDI H, SILVA S, CHOI W J, et al. When is a ghost really gone? A systematic review and meta-analysis of the accuracy of imaging modalities to predict complete pathological response of colorectal cancer liver metastases after chemotherapy [J]. Ann Surg Oncol, 2021, 28 (11): 6805-6813.

[12] TSILI A C, ALEXIOU G, NAKA C, et al. Imaging of colorectal cancer liver metastases using contrast-enhanced US, multidetector CT, MRI, and FDG PET/CT: a meta-analysis [J].

Acta Radiol，2021，62（3）：302-312.

[13] O'CONNELL E，GALVIN R，MCNAMARA D A，et al. The utility of preoperative radiological evaluation of early rectal neoplasia：a systematic review and meta-analysis [J]. Colorectal Dis，2020，22（9）：1076-1084.

[14] LIU W，ZHANG Z Y，YIN S S，et al. Contrast-enhanced intraoperative ultrasound improved sensitivity and positive predictive value in colorectal liver metastasis：a systematic review and meta-analysis [J]. Ann Surg Oncol，2021，28（7）：3763-3773.

[15] MIRSHAHVALAD S A，HINZPETER R，KOHAN A，et al. Diagnostic performance of ^{18}F -FDG PET/MR in evaluating colorectal cancer：a systematic review and meta-analysis [J]. Eur J Nucl Med Mol Imaging，2022，49（12）：4205-4217.

[16] STEELE S R，CHANG G J，HENDREN S，et al. Practice guideline for the surveillance of patients after curative treatment of colon and rectal cancer [J]. Dis Colon Rectum，2015，58（8）：713-725.

[17] BLOMQVIST L，HOLM T，GORANSON H，et al. MR imaging，CT and CEA scintigraphy in the diagnosis of local recurrence of rectal carcinoma [J]. Acta Radiol，1996，37（5）：779-784.

[18] PEMA P J，BENNETT W F，BOVA J G，et al. CT vs MRI in diagnosis of recurrent rectosigmoid carcinoma [J]. J Comput Assist Tomogr，1994，18（2）：256-261.

[19] SCHAEFER O, LANGER M. Detection of recurrent rectal cancer with CT, MRI and PET/CT [J]. Eur Radiol, 2007, 17 (8): 2044-2054.

[20] COLOSIO A, FORNES P, SOYER P, et al. Local colorectal cancer recurrence: pelvic MRI evaluation [J]. Abdom Imaging, 2013, 38 (1): 72-81.

[21] GUILLEM J G, MINSKY B D. Extended perineal resection of distal rectal cancers: surgical advance, increased utilization of neoadjuvant therapies, proper patient selection or all of the above? [J]. J Clin Oncol, 2008, 26 (21): 3481-3482.

[22] KUSTERS M, MARIJNEN C A, VAN DE VELDE C J, et al. Patterns of local recurrence in rectal cancer; a study of the Dutch TME trial [J]. Eur J Surg Oncol, 2010, 36 (5): 470-476.

[23] VAN CUTSEM E, NORDLINGER B, CERVANTES A, et al. Advanced colorectal cancer: ESMO clinical practice guidelines for treatment [J]. Ann Oncol, 2010, 21 (Suppl 5): v93-v97.

[24] KAUR H, CHOI H, YOU Y N, et al. MR imaging for preoperative evaluation of primary rectal cancer: practical considerations [J]. Radiographics, 2012, 32 (2): 389-409.

[25] PATEL U B, TAYLOR F, BLOMQVIST L, et al. Magnetic resonance imaging-detected tumor response for locally advanced rectal cancer predicts survival outcomes: MERCURY experience [J]. J Clin Oncol, 2011, 29 (28): 3753-3760.

[26] BATTERSBY N J, HOW P, MORAN B, et al. Prospective validation of a low rectal cancer magnetic resonance imaging

staging system and development of a local recurrence risk stratification model: the MERCURY Ⅱ study [J]. Ann Surg, 2016, 263（4）: 751-760.

[27] BAMBA Y, ITABASHI M, KAMEOKA S. Preoperative evaluation of the depth of anal canal invasion in very low rectal cancer by magnetic resonance imaging and surgical indications for intersphincteric resection [J]. Surg Today, 2012, 42（4）: 328-333.

[28] SHIHAB O C, HOW P, WEST N, et al. Can a novel MRI staging system for low rectal cancer aid surgical planning? [J]. Dis Colon Rectum, 2011, 54（10）: 1260-1264.

[29] FERNANDES M C, GOLLUB M J, BROWN G. The importance of MRI for rectal cancer evaluation [J]. Surg Oncol, 2022, 43: 101739.

[30] SHAUKAT A, KALTENBACH T, DOMINITZ J A, et al. Endoscopic recognition and management strategies for malignant colorectal polyps: recommendations of the US multi-society task force on colorectal cancer [J]. Gastroenterology, 2020, 159（5）: 1916-1934.

[31] CHOI J Y, JUNG S A, SHIM K N, et al. Meta-analysis of predictive clinicopathologic factors for lymph node metastasis in patients with early colorectal carcinoma [J]. J Korean Med Sci, 2015, 30（4）: 398-406.

[32] TANAKA S, KASHIDA H, SAITO Y, et al. Japan Gastroenterological Endoscopy Society guidelines for colorectal

endoscopic submucosal dissection/endoscopic mucosal resection [J].
Dig Endosc, 2020, 32（2）: 219-239.

[33] MATSUDA T, FUKUZAWA M, URAOKA T, et al. Risk of
lymph node metastasis in patients with pedunculated type early
invasive colorectal cancer: a retrospective multicenter study [J].
Cancer Sci, 2011, 102（9）: 1693-1697.

[34] NAGTEGAAL I D, ODZE R D, KLIMSTRA D, et al. The
2019 WHO classification of tumours of the digestive system [J].
Histopathology, 2020, 76（2）: 182-188.

[35] BENSON A B, VENOOK A P, AL-HAWARY M M, et
al. Rectal cancer, version 2. 2022, NCCN clinical practice
guidelines in oncology [J]. J Natl Compr Canc Netw, 2022, 20
（10）: 1139-1167.

[36] PIMENTEL-NUNES P, LIBANIO D, BASTIAANSEN B
A J, et al. Endoscopic submucosal dissection for superficial
gastrointestinal lesions: European Society of Gastrointestinal
Endoscopy（ESGE）guideline-update 2022 [J]. Endoscopy,
2022, 54（6）: 591-622.

[37] LUGLI A, KIRSCH R, AJIOKA Y, et al. Recommendations
for reporting tumor budding in colorectal cancer based on the
International Tumor Budding Consensus Conference（ITBCC）
2016 [J]. Mod Pathol, 2017, 30（9）: 1299-1311.

[38] GRESS D M, EDGE S B, GREENE F L, et al. Principles of
Cancer Staging [J]. AJCC, 2017（1）: 3-30.

[39] MARTELLI V, PASTORINO A, SOBRERO A F. Prognostic and

predictive molecular biomarkers in advanced colorectal cancer [J].
Pharmacol Ther, 2022, 236: 108239.

[40] WANG J, YI Y, XIAO Y, et al. Prevalence of recurrent
oncogenic fusion in mismatch repair-deficient colorectal
carcinoma with hypermethylated MLH1 and wild-type BRAF and
KRAS [J]. Mod Pathol, 2019, 32（7）: 1053-1064.

[41] SABISTON, DAVID C. Sabiston textbook of surgery [M]. 20 ed.
Amsterdam: Elsevier, 2016.

[42] GU J. Resection margin of colorectal cancer surgery [J]. Zhonghua
Wei Chang Wai Ke Za Zhi, 2022, 25（1）: 36-39.

[43] HEALD R J, HUSBAND E M, RYALL R D. The mesorectum
in rectal cancer surgery the clue to pelvic recurrence? [J]. Br J
Surg, 1982, 69（10）: 613-616.

[44] GUAN X, WANG X S. Advantages of organ protection in
colorectal tumor specimen collection through natural orifice
specimen extraction surgery [J]. Zhonghua Wei Chang Wai Ke Za
Zhi, 2022, 25（6）: 500-504.

[45] YUAN Z, WENG S, YE C, et al. CSCO guidelines for
colorectal cancer version 2022: Updates and discussions [J]. Chin
J Cancer Res, 2022, 34（2）: 67-70.

[46] CERCEK A, LUMISH M, SINOPOLI J, et al. PD-1 blockade
in mismatch repair-deficient, locally advanced rectal cancer [J].
N Engl J Med, 2022, 386（25）: 2363-2376.

[47] HU H, KANG L, ZHANG J, et al. Neoadjuvant PD-1 blockade
with toripalimab, with or without celecoxib, in mismatch repair-

deficient or microsatellite instability-high, locally advanced, colorectal cancer (PICC): a single-centre, parallel-group, non-comparative, randomised, phase 2 trial [J]. Lancet Gastroenterol Hepatol, 2022, 7 (1): 38-48.

[48] GROTHEY A, SOBRERO A F, SHIELDS A F, et al. Duration of adjuvant chemotherapy for stage Ⅲ colon cancer [J]. N Engl J Med, 2018, 378 (13): 1177-1188.

[49] LI J, QIN S, XU R H, et al. Effect of fruquintinib vs placebo on overall survival in patients with previously treated metastatic colorectal cancer: the FRESCO randomized clinical trial [J]. JAMA, 2018, 319 (24): 2486-2496.

[50] XU R H, MURO K, MORITA S, et al. Modified XELIRI (capecitabine plus irinotecan) versus FOLFIRI (leucovorin, fluorouracil, and irinotecan), both either with or without bevacizumab, as second-line therapy for metastatic colorectal cancer (AXEPT): a multicentre, open-label, randomised, non-inferiority, phase 3 trial [J]. Lancet Oncol, 2018, 19 (5): 660-671.

[51] ANDRE T, SHIU K K, KIM T W, et al. Pembrolizumab in Microsatellite-Instability-High Advanced Colorectal Cancer [J]. N Engl J Med, 2020, 383 (23): 2207-2218.

[52] LI J, DENG Y, ZHANG W, et al. Subcutaneous envafolimab monotherapy in patients with advanced defective mismatch repair/ microsatellite instability high solid tumors [J]. J Hematol Oncol, 2021, 14 (1): 95.

[53] HONG D S, DUBOIS S G, KUMMAR S, et al. Larotrectinib in patients with TRK fusion-positive solid tumours: a pooled analysis of three phase 1/2 clinical trials [J]. Lancet Oncol, 2020, 21（4）: 531-540.

[54] CHEN G, PENG J, XIAO Q, et al. Postoperative circulating tumor DNA as markers of recurrence risk in stages Ⅱ to Ⅲ colorectal cancer [J]. J Hematol Oncol, 2021, 14（1）: 80.

[55] TIE J, COHEN J D, LAHOUEL K, et al. Circulating tumor DNA analysis guiding adjuvant therapy in stage Ⅱ colon cancer [J]. N Engl J Med, 2022, 386（24）: 2261-2272.

[56] FAKIH M G, KOPETZ S, KUBOKI Y, et al. Sotorasib for previously treated colorectal cancers with KRAS（G12C）mutation（CodeBreaK100）: a prespecified analysis of a single-arm, phase 2 trial [J]. Lancet Oncol, 2022, 23（1）: 115-124.

[57] KOPETZ S, GROTHEY A, YAEGER R, et al. Encorafenib, binimetinib, and cetuximab in BRAF V600E-mutated colorectal cancer [J]. N Engl J Med, 2019, 381（17）: 1632-1643.

[58] STRICKLER J H, YOSHINO T, GRAHAM R P, et al. Diagnosis and treatment of ERBB2-positive metastatic colorectal cancer: a review [J]. JAMA Oncol, 2022, 8（5）: 760-769.

[59] FOKAS E, ALLGAUER M, POLAT B, et al. Randomized phase Ⅱ trial of chemoradiotherapy plus induction or consolidation chemotherapy as total neoadjuvant therapy for locally advanced rectal cancer: CAO/ARO/AIO-12 [J]. J Clin Oncol, 2019, 37（34）: 3212-3222.

[60] GARCIA-AGUILAR J, PATIL S, GOLLUB M J, et al. Organ preservation in patients with rectal adenocarcinoma treated with total neoadjuvant therapy [J]. J Clin Oncol, 2022, 40 (23): 2546-2556.

[61] JIN J, TANG Y, HU C, et al. Multicenter, randomized, phase III trial of short-term radiotherapy plus chemotherapy versus long-term chemoradiotherapy in locally advanced rectal cancer (STELLAR) [J]. J Clin Oncol, 2022, 40 (15): 1681-1692.

[62] BAHADOER R R, DIJKSTRA E A, VAN ETTEN B, et al. Short-course radiotherapy followed by chemotherapy before total mesorectal excision (TME) versus preoperative chemoradiotherapy, TME, and optional adjuvant chemotherapy in locally advanced rectal cancer (RAPIDO): a randomised, open-label, phase 3 trial [J]. Lancet Oncol, 2021, 22 (1): 29-42.

[63] CONROY T, BOSSET J F, ETIENNE P L, et al. Neoadjuvant chemotherapy with FOLFIRINOX and preoperative chemoradiotherapy for patients with locally advanced rectal cancer (UNICANCER-PRODIGE 23): a multicentre, randomised, open-label, phase 3 trial [J]. Lancet Oncol, 2021, 22 (5): 702-715.

[64] BANDO H, TSUKADA Y, INAMORI K, et al. Preoperative chemoradiotherapy plus nivolumab before surgery in patients with microsatellite stable and microsatellite instability-high locally advanced rectal cancer [J]. Clin Cancer Res, 2022, 28 (6): 1136-1146.

[65] CHALABI M，FANCHI L F，DIJKSTRA K K，et al. Neoadjuvant immunotherapy leads to pathological responses in MMR-proficient and MMR-deficient early-stage colon cancers [J]. Nat Med，2020，26（4）：566-576.

[66] LIN Z，CAI M，ZHANG P，et al. Phase Ⅱ，single-arm trial of preoperative short-course radiotherapy followed by chemotherapy and camrelizumab in locally advanced rectal cancer [J]. J Immunother Cancer，2021，9（11）：e003554.

[67] RAHMA O E，YOTHERS G，HONG T S，et al. Use of total neoadjuvant therapy for locally advanced rectal cancer：initial results from the pembrolizumab arm of a phase 2 randomized clinical trial [J]. JAMA Oncol，2021，7（8）：1225-1230.

[68] FERNANDEZ L M，SAO JULIAO G P，FIGUEIREDO N L，et al. Conditional recurrence-free survival of clinical complete responders managed by watch and wait after neoadjuvant chemoradiotherapy for rectal cancer in the international watch & wait database：a retrospective，international，multicentre registry study [J]. Lancet Oncol，2021，22（1）：43-50.

[69] FOKAS E，APPELT A，GLYNNE-JONES R，et al. International consensus recommendations on key outcome measures for organ preservation after（chemo）radiotherapy in patients with rectal cancer [J]. Nat Rev Clin Oncol，2021，18（12）：805-816.

[70] PETERS F P，TEO M T W，APPELT A L，et al. Mesorectal radiotherapy for early stage rectal cancer：a novel target volume

[J]. Clin Transl Radiat Oncol, 2020, 21: 104-111.

[71] ZHU J, LIU A, SUN X, et al. Multicenter, randomized, phase III trial of neoadjuvant chemoradiation with capecitabine and irinotecan guided by UGT1A1 status in patients with locally advanced rectal cancer [J]. J Clin Oncol, 2020, 38 (36): 4231-4239.

[72] GARANT A, VASILEVSKY C A, BOUTROS M, et al. MORPHEUS phase II - III study: a pre-planned interim safety analysis and preliminary results [J]. Cancers (Basel), 2022, 14 (15): 3665.

[73] DAS P, DELCLOS M E, SKIBBER J M, et al. Hyperfractionated accelerated radiotherapy for rectal cancer in patients with prior pelvic irradiation [J]. Int J Radiat Oncol Biol Phys, 2010, 77 (1): 60-65.

[74] TAO R, TSAI C J, JENSEN G, et al. Hyperfractionated accelerated reirradiation for rectal cancer: an analysis of outcomes and toxicity [J]. Radiother Oncol, 2017, 122 (1): 146-151.